白领达人的职场健康

沈雁英 著

金盾出版社

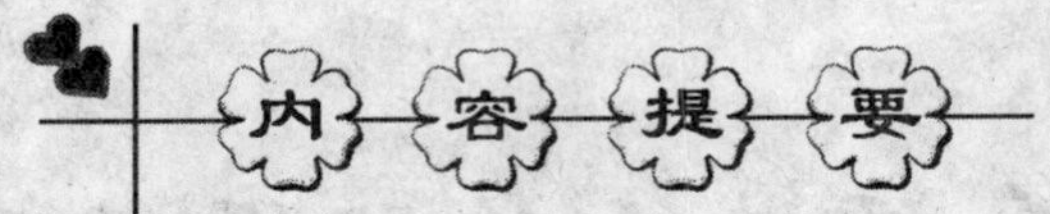

本书针对白领人士在职场中的健康问题，从生活方式、饮食习惯、待人接物、为人处世及心理活动等方面提出了45个意见和建议，为白领人士的身心健康给予指导。本书内容丰富，科学实用，通俗易懂，是广大白领职场保健的必备读物。

图书在版编目(CIP)数据

白领达人的职场健康/沈雁英著．-- 北京 ：金盾出版社，2010.10

ISBN 978-7-5082-6548-3

Ⅰ.①白… Ⅱ.①沈… Ⅲ.①女性—保健—基本知识 Ⅳ.①R173

中国版本图书馆CIP数据核字(2010)第146226号

金盾出版社出版、总发行

北京太平路5号(地铁万寿路站往南)

邮政编码：100036 电话：68214039 83219215

传真：68276683 网址：www.jdcbs.cn

封面印刷：北京凌奇印刷有限公司

正文印刷：北京兴华印刷厂

装订：双峰印刷装订有限公司

各地新华书店经销

开本：787×1092 1/32 印张：7 字数：130千字

2010年10月第1版第1次印刷

印数：1～10 000册 定价：15.00元

目录 CONTENTS

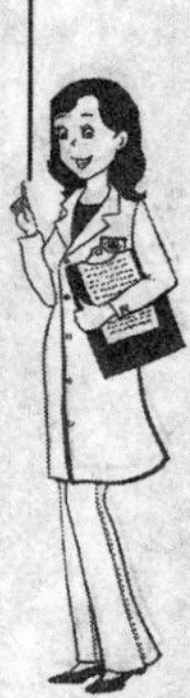

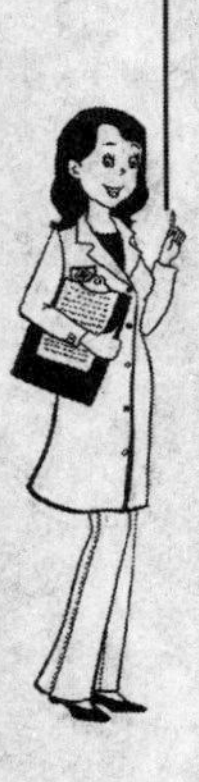

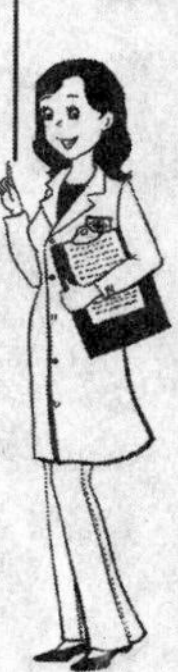

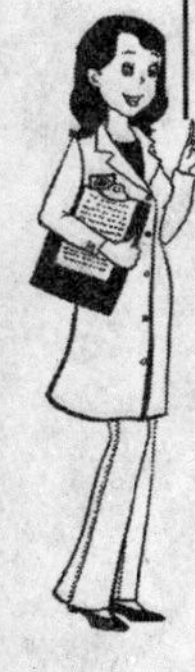

1. 戒掉职场嫉妒心

身在职场中的我们，会时常嗅到嫉妒的味道。尤其是女同事占多数的工作环境里，嫉妒心无时不在。“我们都是同一批进单位的同事，为什么她只需坐在办公室接接电话，我却要在外面日晒雨淋奔波？”“为什么他的创意总是得到老板的肯定，我的却需改了又改？”“为什么他的办公桌在临窗的好位置？”“为什么新人小马刚进公司就被送去国外进修？”“为什么她老公总来接她下班？”这些或许都是我们经常听到的抱怨，职场中林林总总的嫉妒心理到底是催人奋进的动力，还是打乱工作节奏的垃圾情绪？我们如何戒掉那些不必要的嫉妒心呢？

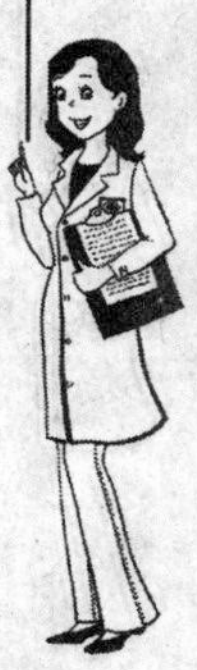

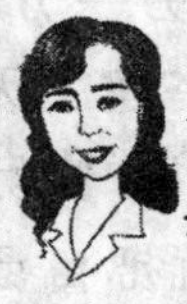

沈院长说

西方的先哲曾经说过，人是有三大原罪的，分别是任性、懒惰和嫉妒。在职场中，女性的嫉妒心理和男性有一定的不同，女性容易对他人的姣好的相貌，年轻的年龄等外在条件产生嫉妒情绪。另外，也嫉妒他人家庭成员的状态，比如老公的成就，孩子的好成绩等，还经常对同事物质方面的变化，如买了豪宅名车等产生强烈的嫉妒心理。

嫉妒作为人心理活动的一部分，是具有积极和消极两面性的。如果把嫉妒心理掌握在适宜的范围内，它能被转化成工作中前进的动力，即“你行，我比你还要行，你好，我比你还要好”，推动我们不断的比学赶超。但如果对自己的嫉妒情绪不加以控制，任其发展，经常对他人的成绩进步冷嘲热讽，打击排斥，既是对他人成绩和能力的伤害，同时也会深深伤害自己。过度的嫉妒情绪会对人的身心产生极大的负面影响，一方面对人的机体包括心血管系统、免疫系统等带来一定的影响，降低抵抗力；而另一方面，过度的嫉妒心也给自己和同事之间搭建了无形的、可悲的厚障壁，缺少对他人的欣赏，实际上也就得不到他人的欣赏，久而久之就把自己与他人隔离开来，成了心灵的囚徒。

具有自恋人格倾向的人容易产生嫉妒的心理，而过分自傲的人也常嫉妒他人。这种人怀有天下大事舍我其谁的心理，做事天马行空，独来独往，但现实中恰恰又是胸无点墨、手无技能的人，因为不愿承认自己能力有限，就会出现扭曲的心态，也就是过分嫉妒他人。如果嫉妒之火燃烧在心中，很可能烧毁自己。

那么，如何把嫉妒限定在适宜的范围内？

第一，要有阳光的心态，拥有“人人为我，我为人人”的大爱思想。古人云，四海之内皆兄弟，他人好也是自己好，同事进步也是自己进步。

第二，如果总是用别人的成就来对照自己，自己只能是倒霉蛋。对待工作只需要明白两点，即自己的能力到底如何？自己是否在尽力工作？而这两个问题都与他人无关。

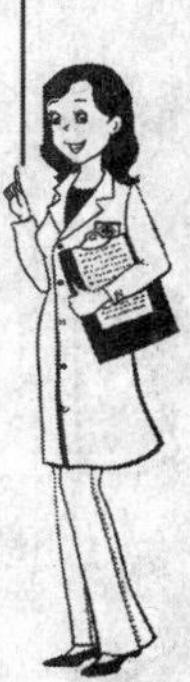

第三，要树立终身学习的理念，要读书，从他人的经验中学习；要读事，从日常的实践中学习。而且，现代职场中团队合作精神尤为重要，所谓一损俱损，一荣俱荣。发挥团队合作精神，首先要摒弃消极的嫉妒心理。

第四，可以尝试每天去发现同事身上的一个优点或值得赞美的地方，如他的工作能力、文笔、口才等方面，或者直接赞美对方的发式、着装、脸色等，这种赞美在最初可能不自然，但一点点习惯后就会自然起来。

我们应该像戒烟一样把嫉妒心戒掉，随之你就会发现，自己的心情逐渐开朗，人也会变得更自信，发现周围的一切都变得越来越美好，你也会感觉更加快乐、幸福。

而对于那些被嫉妒的人，应该如何调整自己的心态以免被飞来的嫉妒所伤呢？

首先，可以化嫉妒为感谢，如果在同事当中有人因你的美丽仪表、风度而嫉妒你，不妨把你的美容方法传授给她，根据她的个人条件指点她的穿戴，让她变得优雅起来。当她因为你的指点而得到别人赞美时，她会非常感谢你的。

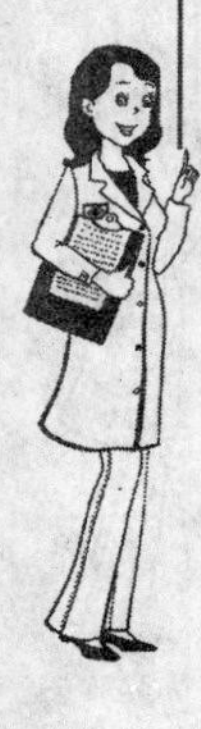

其次，可以化嫉妒为同情，如果你是一个出类拔萃的职员，在工作中可能有很多同事嫉妒你，尤其是那些年纪比你大，资历比你深的人，更会因为担心你的成绩威胁到他们的地位而嫉妒你。但此时请你一定要保持心态平和，千万不要以为他们的情绪是专门冲着你来的，要理解他们失意的心情。同时，你还可以有意无意地透露出自己生活中一些还不如他们的“隐情”，告诉他们你有哪些苦恼或不幸，让他们觉得你其实也不容易，有些地方远不如他们。而且你要切忌张扬，谦和地做人。以此唤起嫉妒者心理的平衡，反而对你会生出些好感或同情来。

最后，也可以考虑让出名利，有一些人与同事的关系不好是因为过于计较自己的权益，老是强行追求种种的“好处”，时间长了难免惹起同事们的反感，无法得到大家的尊重。而且这样做常会伤害同事，最后使自己变得更加孤立。而在事实上，可能你追求的这些东西未必能带给你多少好处，反而弄得自己身心疲惫，并失去了良好的人际关系，可谓得不偿失。如果对那些细小的，不大影响前程的好处，多一些谦让，一些荣誉称号多让给其他同事等，再比如与他人共同分享一笔奖金或是一项殊荣等，这种豁达的处世态度无疑会赢得人们的好感，也会增添你的人格魅力，会带来更多的“回报”。

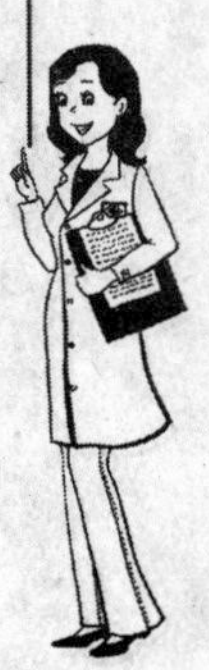

在职场中，要想处理好复杂的人际关系，提升自己在办公室中的地位及赢得其他同事的欣赏，就得学会巧妙处理女同事的嫉妒。

2. 如何与异性领导相处

小张是某公司新入职的会计。公司的财务主管是一位男性，小张发现这位男主管做事雷厉风行，平时鲜有笑容，财务部门的同事们都对他有几分敬畏。小张以前所在公司的领导都是女性，她经常和女领导们在休息时间聊一些八卦话题，交流一些商场打折信息，再说一些孩子的杂事，相处还算轻松愉快。现在换成男上级后，小张发现自己除了向他汇报工作以外，一时找不到什么共同话题以拉近和领导的关系。小张每天上班时诚惶诚恐，见到这位男性领导就非常紧张，不知该怎么与其相处？

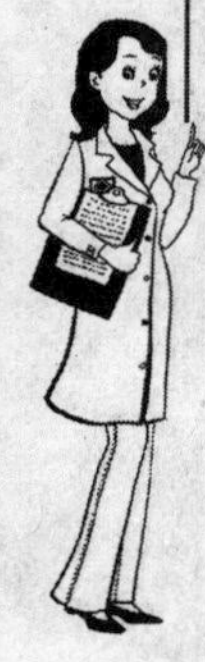

沈院长说

职场中的女性经常会在男性上级的领导下工作，由于男女在生理上的差异，在心理上也会出现差别。就如同《男人来自火星，女人来自金星》书中所描述的，男女在身体上、性格上、工作和生活中，以及为人处世方面都存在着很多差别，职场中的女性首先要意识到这种差异的存在，在与异性上级相处时，能够做到换位思考。一般来说，男人更理性，女人更感性；男人更偏重逻辑思维，女人更偏重形象思维；男人多从战略宏观的方面考虑问题，女人多从战术微观层面想事情；男人更讲究效率，女人更讲究过程。所以，女性要在日常工作中充分考虑到男女之间心理和生理的差异，这样才能与异性上级和睦相处。

要想与异性上级和谐相处，赢得上级的信任，要掌握以下的几条原则：

(1)要保持自尊自信：男上司是不会因为你是女人就改变竞争规则的。他希望每个人都在同一条起跑线上开始，然后所有的人都可能成为第一。男性老板如果要重用一名女员工，这名员工必定有远大的抱负，有坚韧的意志，不断学习，充实自己。在外在方面，女性还应注意举止大方得体、言行稳重，不要给别人以可乘之机或引起上司的误解与反感。

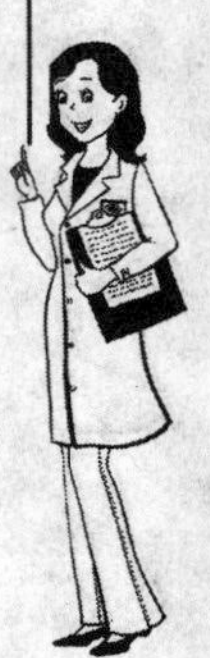

(2)要注意多学习异性上级身上的长处：在竞争激烈的职场中打拼的女性，要有所进取，海

纳百川，读书读人读事，通过他人及周围的环境，吸取知识的养分，丰富自己的阅历，提高自己的综合实力。

(3)要与上级保持适当的距离：尤其是做秘书工作，难免对上司的一些个人生活习惯等隐私有所了解。但知道得太多并非好事，有些事情知道了反而是一种负担。如果上司隐蔽的事情被泄露，秘书便是最大的“嫌疑犯”了。所以，在日常工作的交往中，和上司保持距离是明智的选择。下班后，不参与到上司的私人生活中，女秘书和男上司太过亲近，很容易陷入工作之外的纷扰，保持适当的距离，出色地完成本职工作，才是打动上司的最佳途径。

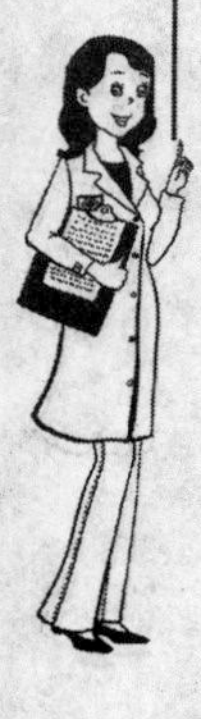

(4)从细微处入手：女职员的优点之一就是细心，如果能够从细小末节处入手，处处为上司和公司着想，必然会得到认可和重用。比如，在商务咨询公司做文员的杨小姐，看到老总每天上网使用鼠标，手腕都胀痛不已，她便主动给领导购买了可以护腕的立体鼠标垫。每次老总和重要客户会谈，杨小姐都会主动打扫总经理办公室，还会喷上空气清新剂。虽然用心完成的事情很琐细，但是却给老总在“外人”面前挣足

• 9 •

了面子，甚至给公司许多业务的促成起到积极的作用。杨小姐最得意的是，一次老总让她打印一份商业合同。当时老总心急火燎，杨小姐却依旧在影印之前，耐着性子将合同仔细地阅读了一遍。结果，细心的杨小姐发现合同的一处数据错误。申报老总后杨小姐作出了修改，此举为公司避免了接近三百万元的损失。

(5)职场女性在工作中要记住：市场经济不相信眼泪，需要靠实力来说话，忘掉“女人，你的名字叫弱者”这句话。同时，与异性上级接触时，要多谈工作，少谈双方的私生活。尊重上级，不要过于亲密，止于工作关系，尽量不要成为工作之外亲密的朋友，以免引起不必要的麻烦，时刻保持职业女性的自尊自信自强，这是职场女性取得成绩的前提条件。

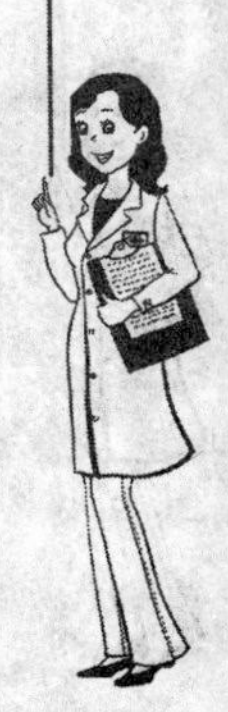

3. 对自己的外表没自信

安小姐是公务员，毕业后刚到某机关工作一年的时间。在工作间隙，安小姐总习惯拿出随身携带的小镜子，观察自己脸上的妆有没有花掉，去洗手间的时候，安小姐也习惯在洗手池的镜子前停留好长一段时间，总是觉得自己的穿着或者脸上妆容有不妥的地方。如果工作太忙没时间照镜子，安小姐就会觉得不安，心里不踏实，总怕自己在同事面前出丑。其实，安小姐身材匀称，长得也还不错。她自己也不明白，进入职场之后，为什么对自己的外表这么没有信心呢？

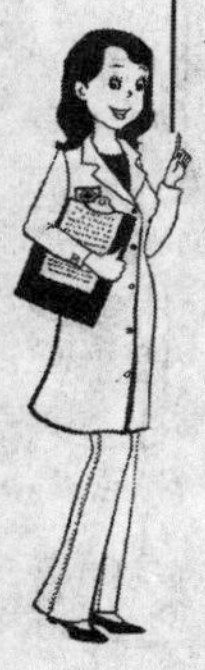

沈院长说

当你在出门前的最后一分钟还在沮丧你的裙子和衣服无法协调，当你在电梯口遇见公司最有着装品位的同事，宁愿绕道也拒绝同梯时，当你的上司下班前提醒你，明天的谈判请注意你的着装时，职业女性时刻都会感觉到：服饰危机无疑在让你的形象蒙羞。

怎样穿衣服令不少白领女性为之烦恼，穿着打扮是一门隐性学问，调查表明，至少60%的女性找不到上班要穿的衣服，在镜子前不停换衣直到把自己折腾得筋疲力尽。

在职场里，服饰问题不在于你打扮得漂亮醒目，而在于你是否做到“职业化着装”。职业女性要首先明确一点，上班时主要展示自己在工作上的才华和责任感，如果误把办公室当做对自己外貌衣着的展台，那就大错特错了。

因此，无法穿着得体、着装风格尴尬及着装形象达不到预期目标的情形，会对职业女性产生相当大的困扰；反之，如果毫不重视自己的衣着，整天T恤、牛仔裤的随意穿着，会对你的职业成熟度和能力产生怀疑。因此，职业女性的衣着也应讲求“中庸”之道，既不要太新潮，也不要太保守，一切以端庄、大方为原则。

得体的着装和仪容可以让职场女性拥有一天的好心情，同时也体现了对其他人的尊敬，以及对职业的重视。“佛靠金装，人靠衣裳”，适当

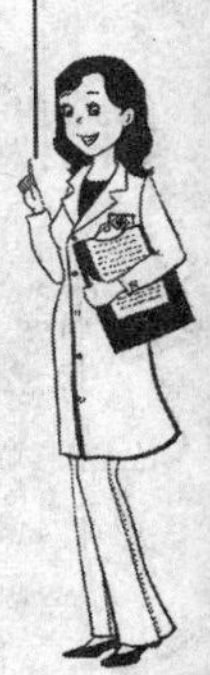

的修饰包装是必要的，但是如果向文中提到的安小姐一样，过分注意外表，经常因为对自己外在条件不满意而不停纠结，那就是心理不健康的表现。现在职场里出现了一种叫“整形综合征”的现象，有些职场女性永远对自己的外表不满意，一次次反复去做整形手术。

其实，这种对外表总是难以满意的现象，反映出的是心理的极度不自信。人应该是凭借内在的实力来表现出外在的自信，否则只能用服饰来弥补自己内心的空虚。

同时，这也是一种虚荣心的表现。有些人往往为了满足自己的虚荣心，不看场所不看对象，过度重视外在装扮，导致与周围环境不协调。比如，有的女性在需要庄严服装的情况下，却穿得薄、透、露。有些职业，如老师或职业经理人，不应该一味地追求时尚而穿与自己身份地位、年龄不相符的衣服。

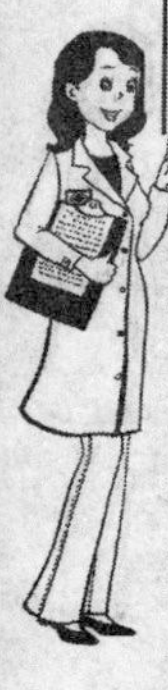

另外，社会上某些对女性外貌的过分要求也给职场女性增添了心理压力。很多女大学生毕业找工作时，因为用人单位对外在形象的高要求而不得不去做美容、买高档服装。也有女性在择业或者面临晋升时，因上级领导对外在的相貌的重视而自我施压。这些普遍存在的社会现象使得很多职场女性为了自己的职业生涯而不得不重视服饰和容貌。

但是，人更重要的是对内涵的修炼，我们常说“腹有诗书气自华”，气质是人内心品位、知识内涵，以及对周围适应能力，包括仪容仪表的外在表现。气质高雅与否，内涵占到60%～70%的比例，可见外在的包装不是主要的。职业女性朋友还应掌握低调做人，扎实做事的道理，这样才会在职场中有所作为。

女人当自强，我们要靠内在的实力来提高自身的能力，用知识和技能来武装自己的头脑，要培养自己高品位的追求。同时，在有条件的情况下，学习一些职场着装知识，使得自己的着装更加得体，有利于职业发展。

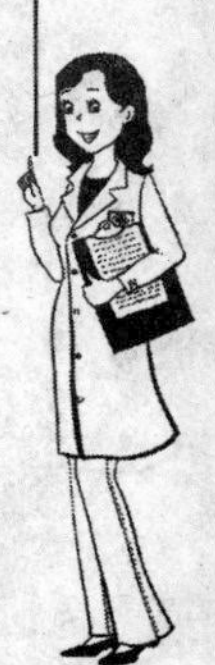

附：职场女性七大搭配禁忌

(1)忌过分性感

一般来说吊带装是不能穿进办公室的，不要穿着暴露或过度性感。这样做不但起不到被别人认同和注意的目的，而且容易被人认为很轻浮。简约的职业装会带给他人大方得体的感觉，并提升你在同事眼中的整体形象分。

(2)忌不够专业感

学生感觉浓重的半截袜套不建议穿进职场，即使能穿着得甜美可爱，也丧失了职业女性应有的专业感，长筒丝袜才是正确的选择。

(3)忌丢失职场威严

职场装扮就应该适合办公环境，T台上照搬下来的波西米亚风格、朋克风格等都不适合办公室，优雅和得体才能保持威严。

(4)忌过分随意

本季流行的民族风长裙并不足够实用，穿进办公室难免给人过分随意的感觉，另外拖沓的长裙也会严重影响工作效率。

(5)忌过分生活化

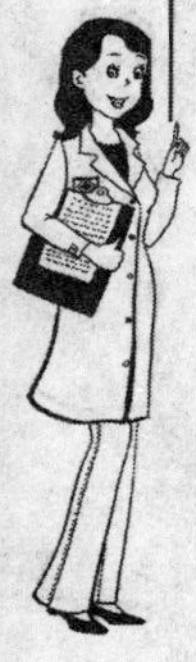

很多服装虽然平时看起来非常出色，但是并不一定适合在上班时穿着。比如，波普图案长裙搭配平底鞋固然舒适，也很有街头范，但并不适合在办公室里穿着。因为这样的装扮显得人不精神。

(6)忌配件乱用

配件在整个服装的搭配中能起到画龙点睛的作用，但是如果这个“睛”点得不好，反而会起到反作用。一般来讲，职场配件有一个原则，那就是尽量简洁大方。永远不要把装饰繁多的鞋子穿进办公室，那样会使你显得很不专业。

(7)忌太紧太短

即使安全的装扮也不能太紧身或者太短，不管你对自己的曲线多么自信，也不能随意暴露，适度宽松的服装总能让你工作起来得心应手。

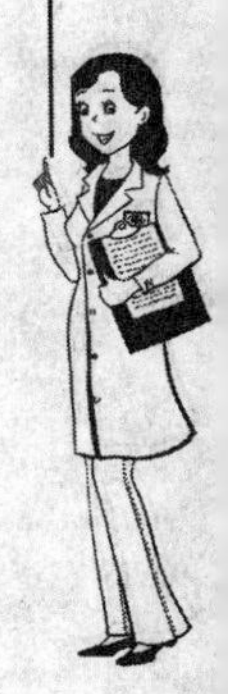

4. 暴饮暴食只增肥不减压

在某保险公司工作的小张，最近因为业绩不佳连连遭受打击。先是在部门内部总结会上，业绩排名末位的她被领导当成反面典型，狠狠批评了一顿。另外，由于几个月来业绩一直没有改善，她的工作压力也越来越大，面对潜在客户也张不开嘴。工作上没有进展，小张感觉自己在单位同事面前抬不起头，也没心情和大家一起吃午餐。下了班之后，小张总是一个人急匆匆地从办公室溜走，然后奔向超市，买各种各样的零食，直到把超市的购物车装满才罢休。小张常常抱着大堆的零食蜷在家里沙发上看电视，她感觉只有这样的时候，才最放松，才能把压力释放掉。但长此以往，小张只有在体重上有进步，工作却丝毫没有进展。小张很苦恼，自己是不是得了心理疾病？

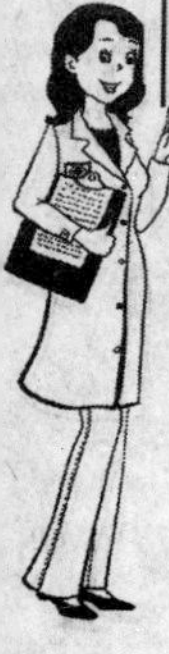

• 17 •

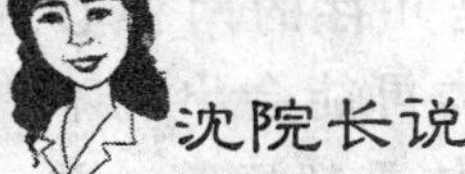

工作压力已成为全球的热点问题。据美国职业压力协会估计，压力及其所导致的疾病——体力衰竭、精神健康问题，每年耗费美国企业界3000多亿美元。目前中国还没有专业机构对因职业压力为企业带来的损失进行统计，但业内人士初步估计，中国每年因职业压力给企业带来的损失，至少在上亿元。

由职业压力问题衍生出了“压力管理”。所谓压力管理，即为减少压力和由此产生的紧张所采取的策略和行动。具体又可分为三部分：针对造成问题的外部压力源本身处理，即减少或消除不适当的管理和环境因素；处理压力所造成的反应，即情绪、行为及生理等方面症状的缓解和疏导；改变个体自身的弱点，即改变不合理的信念、行为模式和生活方式等。

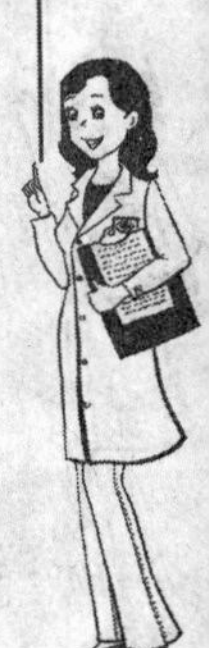

在职场中，很多人选择暴饮暴食来减缓压力，通过大吃大喝来发泄，认为一些压力、烦恼、不愉快或者孤独感会随着痛快的吃喝而减少。但从心理学角度讲，这种减压的方法仅仅是满

足了口欲。

暴饮暴食和厌食症是并存的两种心理问题，用这种方法来缓解压力可能会出现不良的影响，带来负面效果，比如体重超标等。曾经和美国前总统克林顿传出绯闻的莱温斯基，在面对舆论压力时就采取了暴饮暴食的办法，体重很快从100多斤飙升至200多斤，身材也不再吸引人。

肥胖的人常伴心理问题，如自卑、抑郁、焦虑、社交恐惧等，还会带来诸如心脑血管病、中风、肠胃不适、胸闷气急、腹泻便秘，严重的可能出现胃出血等症状。暴饮暴食让消化系统超负荷的运转，对人的肝脏、胆囊等器官都会造成不利影响。暴饮暴食后的两小时发生心脏病的概率会比平时增加4倍。另外，还会降低人体的免疫力，加快大脑的衰老。所以，暴饮暴食缓解压力是不提倡的。

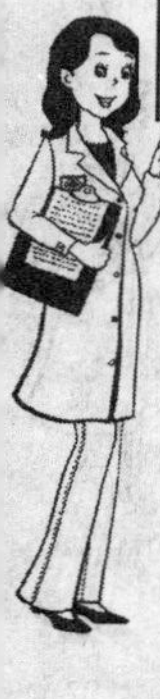

暴饮暴食缓解压力有这么多弊端，那么，还有哪些方法是值得提倡的呢？

(1)精神发泄法：精神发泄是好的办法，如美国的一些公司，设立压力宣泄室，用沙袋等物供有怨气的员工来打拳发泄。另外，运动、哭诉等方式都是发泄情绪的有效办法。

(2)困境转移法：其中包括目标替代法，工作目标定得过高或者不切合实际的，就要调整目标；情境转移法，暂时从工作岗位中脱离出来，去疗养、旅游，放松一下心情；环境调整法，当你感觉心理压力大，可以尝试换一个工作场所、工作团队，甚至换一个工作；自我调整法，采取自我激励、信念激励或者榜样激励，选择一个职场中的榜样，他们碰到坎坷遭遇时如何缓解压力的故事也能够给予困境中的你以激励；精神放松法，包括活动放松、音乐放松、想象放松等，可以把去过的一些风景名胜在脑子里想一遍，都是好办法；模拟脱敏法，把经历过的打击在脑子里过一次电影，放一次就多积攒一次经验。

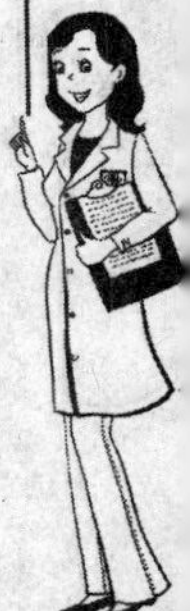

(3)要调整好生活态度：学会“做最坏的打算”，不过分苛求完美，“承认这个世界上有人比你更强”。

(4)运动调整：散步之类的有氧运动，瑜伽之类的放松训练，多做深呼吸，也是缓解压力的好方法。

(5)缓解压力也要注意食疗：多吃水果，如橙子、草莓、香蕉等,既缓解压力又提高免疫力,小米、牛奶、豆类食品、大枣等也是缓解压力的好食品。

附:如何控制饮食以避免暴饮暴食

(1)增加生食,减少熟食。蔬菜尽量生吃。

(2)增加天然(或有机)整体食品,减少普通加工食品。

(3)增加蔬菜、水果、薯类和粗粮等,减少糖和细粮等食品。

(4)减少普通植物油和调味品,选择冷榨的、粗制的橄榄油、山茶油、亚麻子油及天然粗盐。

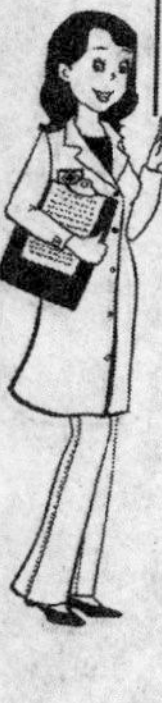

(5)减少吃饭次数和零食数量,每天两到三餐,不吃或少吃零食(水果除外)。

(6)多喝水,少喝或不喝饮料。记住,最健康的饮料是水。

(7)先喝水,后吃饭;先吃水果,后吃饭菜;先吃生的,后吃熟的。

(8)每餐吃七成饱,晚上睡觉前4小时不吃或者少吃东西,早晨起床后1～2个小时以内不吃或少吃东西。

(9)不喝或少喝酒，要喝选择葡萄酒、黄酒（米酒）或啤酒。先吃饭，后喝酒，喝慢酒。

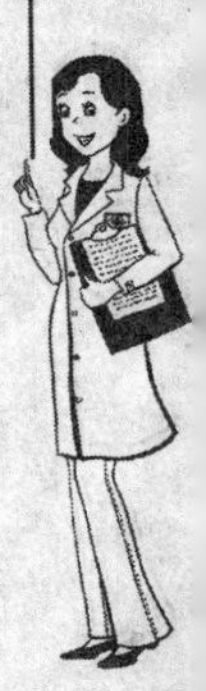

5. 职场女性切忌维生素当饭吃

在一家科研单位工作的谭小姐近来常常跑到药房或保健品专柜，向促销员要产品说明书，研究各种保健品的对症作用。谭小姐经常加班，晚餐常常靠吃零食解决。谭小姐看见周围的同事，尤其是女同事都在吃保健品，而很多宣称具有帮助白领对抗环境污染，美白、延缓衰老等功效的保健品广告也铺天盖地，对谭小姐产生深刻的影响。水果蔬菜农药残留，都市汽车尾气污染都是她一直关注的问题。她买了维生素 E、褪黑素以及蜂胶等保健品，每天都会按时服用，否则感觉心里不踏实。

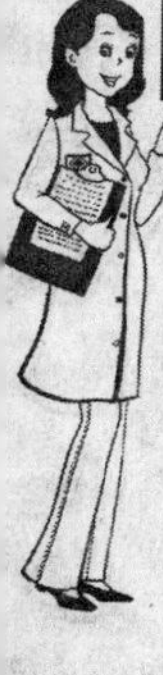

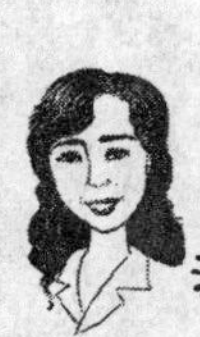

沈院长说

像谭小姐一样，目前很多都市白领都对保健品有强烈的依赖心理，甚至有媒体把她们戏称为“药丸妹妹”。那么，在正常的饮食之外补充维生素是不是必要的？白领女性对维生素的

• 23 •

依赖心理是不是正常?

一般来说,人体需要7种营养素,其中包括脂肪、蛋白质、糖类、微量元素、维生素、膳食纤维、水。这7种营养素支持人的正常的生理活动,学习、工作和生存都必不可少。如果我们的正常饮食比较全面,是可以达到日常生活所需的。谭小姐听到推销员对保健品的宣传,认为维生素丸、蜂胶等保健品对她的身体健康以及日常饮食起居是有益处的,这是可以理解的。

在我们日常饮食中,有些人因为工作压力、精神紧张,常常吃快餐,还有一些人早饭不吃,午饭凑合,晚饭吃撑,这些可能会造成营养过剩或者营养缺乏。目前,很多职场人过多地摄入肉类,多脂、高糖、高盐等饮食习惯都是不科学的。

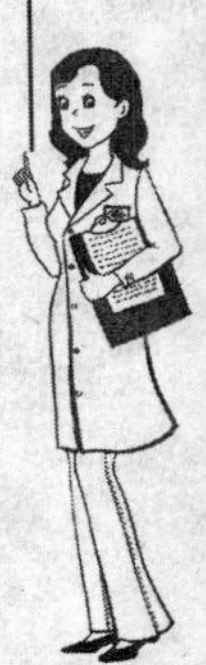

而一个人的性格和脾气和他生活的环境,特别是饮食结构也是有着密切的关系。例如,吃洋快餐等“垃圾食品”的时候,人们会出现经常性地失眠,害怕面对压力,情绪很不稳定,脾气也很大;以膳食调整营养平衡之后,可以倒头就睡,一觉到天亮,情绪和脾气变得稳定。

营养学家发现,摄入过多的糖、淀粉、脂肪

等会使你烦躁不安，情绪波动；缺乏维生素特别是维生素C时，你会害怕交往，不敢面对压力；缺乏无机盐尤其是钙和镁时，你会紧张；缺乏褪黑素时，你会失眠。

为了消除焦虑和失眠、调整"时差"或改善睡眠，您可以直接补充色氨酸衍生物——5-羟色氨酸，同时服用深海鱼油(DHA)、维生素B族、维生素C、钙、镁等营养素以及氮氧产品。如果色氨酸效果有限，可以服用缬草根提取物。缬草在欧洲也叫做睡草，有天然的镇静安神作用。如果色氨酸和缬草根的作用都有限，可直接服用褪黑素。

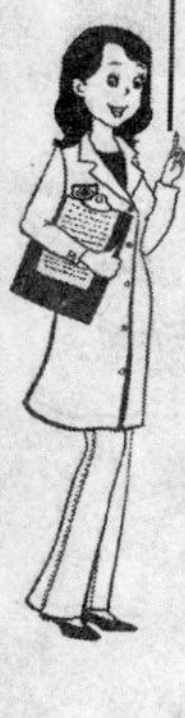

但是，如果单纯靠一些保健品来满足人体一天的日常需要，那么会对人体健康产生负面影响。像谭小姐这种对药丸和保健品依赖的状况，在日常生活中是很常见的。当她们遇到疲劳、脱发、睡眠不好等亚健康问题时，可能会误以为是营养缺乏或者是维生素摄入不足，以为用保健品可以缓解这种亚健康状态，其实这是不对的，因为出现这种亚健康状态，不一定是因为营养不良。建议谭小姐多培养一些兴趣爱好，劳逸结合，比如到大自然中呼吸新鲜空气、多旅游、多交友、约朋友看电影、跳舞运动、多与朋友和家人沟通交流，起到缓解压力、解除亚健康状态的效果。

建议各位朋友记住我们老祖先的一句话——先进厨房再进药房。其实，维生素在我们日常饮食中普遍存在，比如说多吃新鲜蔬菜水果能够补充维生素C；多吃胡萝卜、西红柿能够补充维生素A。

如果过量服用保健品可能会打乱人体正常的内分泌，造成一些疾病，比如，水溶性维生素多吃后虽可以从尿中排出，毒性较小，但大量服用仍可损伤人体器官。如大剂量服用维生素C，可能刺激胃黏膜引起出血。而脂溶性维生素如维生素A、维生素D等摄入过多时，并不能通过尿直接排出体外，容易在体内大量蓄积引起中毒，并可能发生骨骼脱钙、关节疼痛、皮肤干燥、食欲减退、肝脾肿大等中毒症状，还会导致高钙血症、厌食、恶心、呕吐、弥散性肌肉乏力、肌肉疼痛等。

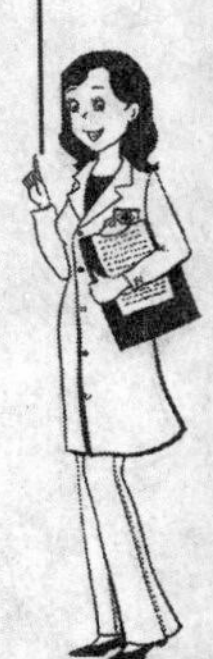

按照我国膳食指南中推荐的成年女性维生素适宜摄入量，维生素C每日为100毫克，维生素A每日700微克，维生素D每日5～10微

克，维生素 E 每日 14 毫克，维生素 B_1 每日 1.3 毫克，维生素 B_2 每日 1.4 毫克。

像谭小姐这样的职场女性应该去掉对保健品的依赖，应该靠保持阳光的心态、合理的膳食来维持健康。

另外，建议职业女性应该适时补充一些“阳光维生素”，因为如今在写字楼里上班的女性多是每天早起就钻进地铁或者私家车，直到星斗满天才走出大楼。而这样的生活节奏很容易导致脸色惨白，或者体检时被告知出现了钙流失的问题。

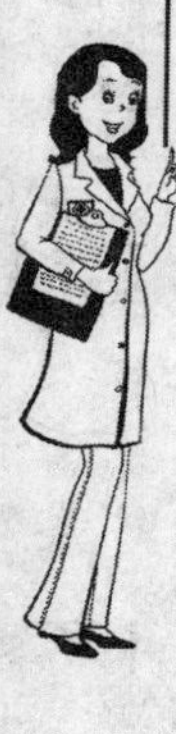

而影响人体钙吸收最主要的因素是活性维生素 D 的代谢产物，维生素 D 获得主要靠两条途径，一条是从食物中获取；另一条是就通过太阳光中的紫外线照射人体皮肤后合成维生素 D_3，它能促进钙在小肠甚至在结肠中的吸收。如果人体缺乏维生素 D，钙的吸收率只有 10%；如果体内含有足够的维生素 D，钙的吸收率会增加到 60%～75%。维生素 D 又叫“阳光维生素”，人体皮肤中所含的维生素 D_3 原通过获取阳光中的紫外线来制造、转换成维生素 D，它可以帮助人体摄取和吸收钙、磷。一个终日不见阳光的人骨质疏松的发生率将远远高于正常人群。因此,对于直接接触太阳光时间较短的办公族,每天还是应该最少安排 30 分钟的时间晒晒太阳。阳光还能愉悦人的心情,日光照射可以改变人大脑中某些信号物质的含量,使人情绪高涨,愿意从事富有挑战性的活动。

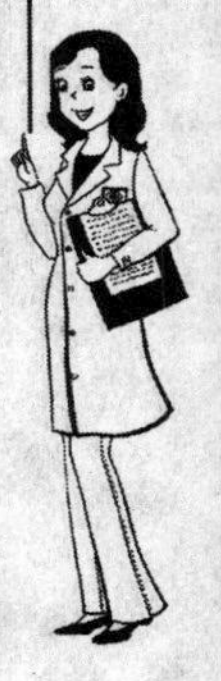

6. 隐性更年期逼近职场女性

李女士，36岁，在一家外企上班，最近她发现自己的身体和精神都发生了一些变化，如体重节节攀升，身心疲惫，经常烦躁、失眠，皮肤干燥、发色枯黄，月经紊乱，有时候厌烦工作，在单位做事情无精打采，跟家人及同事的关系比较紧张，而且还多疑。李女士吃了很多保健品似乎作用不大，去医院检查并无大碍，她很担心，自己这是怎么了？

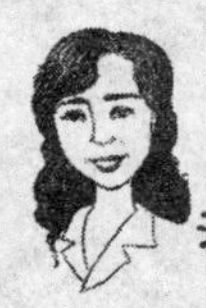

沈院长说

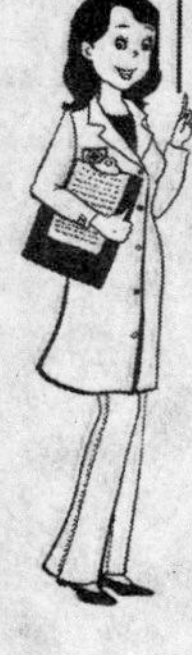

李女士的表现看起来像是更年期的症状，一般人都认为更年期是40岁以后才会出现的，但是据统计，在30～40岁的白领女性中，出现上文提到的李女士症状已达到27%，在医学上把李女士身体和精神上的变化称为隐性更年期，主要指女性在真正的更年期出现前，以自主神经系统紊乱为主的生理阶段。

临床统计发现，知识层次越高，受教育程度越高，生活水平越优越的女性发生这种情况的越多，她们对生活的要求更高，想得更多，就会影响内分泌的变化。

工作压力大、竞争激烈是造成隐性更年期的原因，很多女性对自己的要求很高，认为自己的学历高、能力强，因此给自己制定的目标也比较高，总是在生活中追求完美，创造卓越，而且还要面对来自上级、工作任务、职业发展等方面的压力，这些都是女性生理周期紊乱的诱因。

另外，有些女性没能处理好工作和家庭之间的关系。处于这个年龄段的女性，正是上有老下有小的阶段，夫妻两人都在职场打拼，女性回家还要承担家务事，这些“高学历、高能力、高职务”的“三高”女性又非常争强好胜，一定要做到家庭事业两不误，认为自己应该过得比别人好，这样她需要付出的就更多，压力自然而然就找上门来。

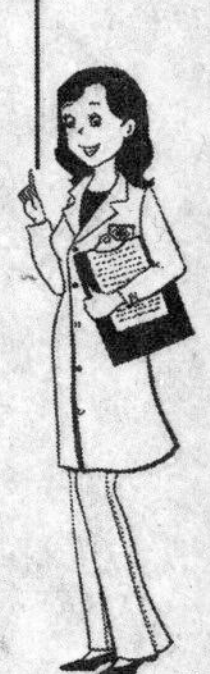

有的女性还会出现健忘的症状。有些人拨通电话，却忘记要和客户说什么；站到同事跟前，却忘记要干什么，和以往一样投入认真，但是工作开始频繁出现让你觉得丢脸的各种差错。

在长期得不到充分休息与放松，缺乏良好的心理调节之后，如果外界压力陡然增大，会导致不良情绪和反应障碍的产生，轻则焦躁不安，注意力降低，惶恐紧张，重则出现反应异常，有引发抑郁症的可能。

积极的压力会催人奋进，督促你制定人生规划和目标，而消极的压力，超过自己所能承受的能力，脱离了客观的条件，这种过度的自我施压，就会给人带来负面的影响。

隐性更年期症状，会给女性带来心理阴影。当女性在 30 多岁出现隐性更年期症状时，她会意识到她过早衰老了，这会严重影响她的情绪，还会影响到家庭的和睦。

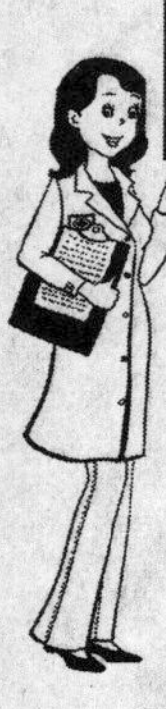

所以女性应该高度重视这些症状，否则可能就会由隐性更年期提早进入更年期。那么，如何避免这些症状的出现呢？

(1)职场女性要有关爱自己的意识，这样才能爱生活，爱家庭，爱事业。

(2)要学会缓解压力，不要给自己定过高的目标。人的精力是有限的，人要是过于追求完美，就不是正常的心理了，所以设定的目标一定要切合实际。学会自我减压，保持良好的精神状态才能够在面对突如其来的压力时游刃有余。

(3)在职场中学会与周围的环境自如地相处,尽可能地去适应周围的环境,提高自己的情商。

(4)处理好家庭工作之间的关系。只有张开家庭和工作的两个隐形的翅膀,才是完美的女人。

(5)女性要学会调节自己的生活,除了工作要有自己的兴趣爱好,有自己的小天地。下班后可以和朋友逛街,买点自己喜欢的衣服和首饰。契诃夫说过,人的一切都应该是美好的,包括心灵、服饰和外表,只有保持青春的心态,外表也会青春常在。练练瑜伽,亲近自然,听听音乐,养个宠物都是不错的选择。

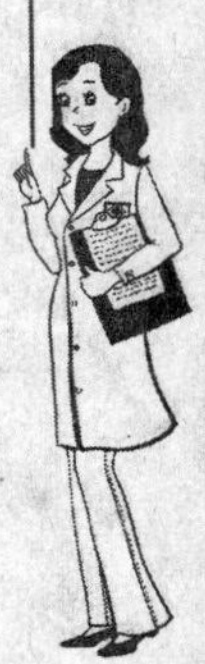

(6)女性应该多和家人共处,尽可能把职场中的压力和家人倾诉,宣泄和排解也能减少隐性更年期的发生几率。

(7)如果出现隐性更年期的症状,要及时调整饮食起居,注意睡眠,适量运动,多吃豆类制品以及新鲜的蔬菜水果,提高机体免疫力。也可以多吃一些快乐食品,包括苹果、牛奶、小米、香蕉等,必要时也可以去医院请专业人员给予帮助。

7. 员工与企业如何共创和谐工作环境

一名在车间工作的员工抱怨说，现实中很多企业正在由劳动密集型向知识密集型转变，新技术不断涌现，生产效率提高，企业用人相对减少，他们的竞争压力加大。而且相当多的人意识到自己与企业老板间的雇佣关系和经济利益，主人翁意识淡薄，自觉工作的程度下降，甚至是很无奈地去工作。

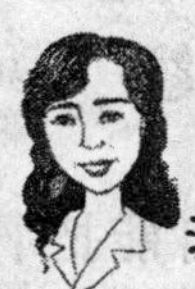

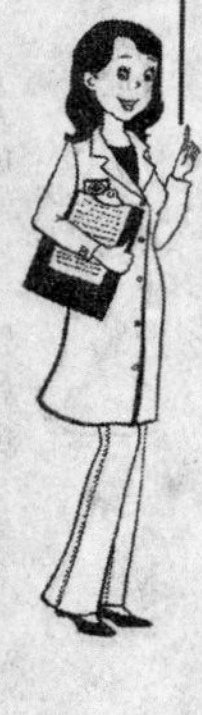

沈院长说

值得注意的是，员工的个人期望与企业发展不协调，企业的人力资源部门职能不健全，或是不能发挥应有的作用。在改革前忽略这部分工作还是可以理解的，因为那时这些内容主要是由大环境来做的，报纸、广播、电视节目、理论工作者经常性地帮助劳动者意识到自己是主人，当个人期望与企业发展不协调时，大部分员工会在这种文化背景下获得帮助，员工与企业间的关系远不像时下这样容易紧张，更不用经常性地动用企业规章或是诉诸法律等硬性控制手段强迫人屈服。那么，如何缓解工业行业人员的压力呢？

首先，确定压力源。针对造成问题的外部压力源本身去处理，减少或者消除不适当的管理模式和环境因素。员工与企业共同创造和谐的职场环境和工作环境。

其次，储备能力。未来的不确定性和企业对员工的多元化要求都需要工人学会更多的东西，以储备更多的能力来适应这样的变化，这样的需求。

最后，变革时期许多东西缺乏相应的规范，不少投机者也在钻法律法规的空子侵犯劳动者的权益。劳动者既要学会利用已有的社会规范来保护自己的权益，也要通过已有的社会机制向政权机关反映自己的现实问题，主动促进新的法规出台，与变革同步，及时规范那些“任性妄为”“坑害劳动者权益”的事情。

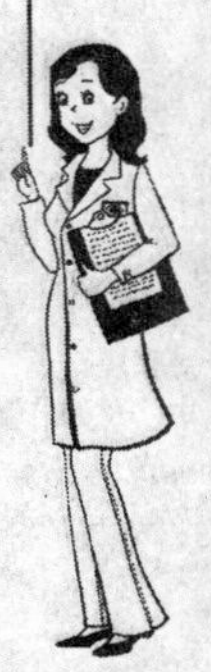

8. 医者之心谁来医

近日，杭州市疾病预防控制中心公布了“杭州市各类人群心理状况调查”报告，报告结果显示，42.1%的医务人员有一定程度的情绪衰竭现象，而护士的工作倦怠问题最严重。这项调查由杭州市疾控中心精神卫生所主持，为期一年。如果朋友里有医生或者护士，一定听到过他们对于职业压力过大的抱怨。在沈阳某大医院整形外科做医生的王小姐说，自己研究生毕业后进了这家医院，每天忙得都没有喝水的时间，既要出门诊，又要做手术，还要腾出时间进行手头的科研项目，最多的时候一天要做 6 次手术，“你说我们哪有心情对病人微笑？”这是医生真实的无奈。医疗资源的紧张及一些客观存在的问题，造成了目前医患关系紧张的现象，许多医护人员面临着工作量大及医患关系双重压力。那么，在实际工作中，医务人员应该如何调整自己的心态？

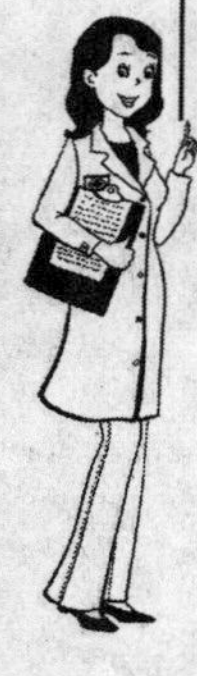

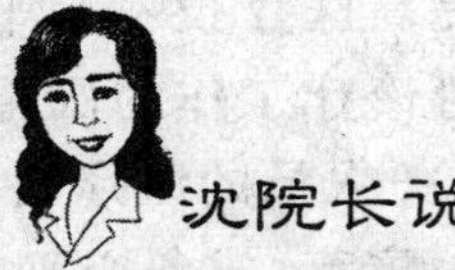

国内一项调查研究表明，小医院医生、社区医生的心理健康水平较高；而对大医院医生的调查显示结果正相反。这表明，医生的心理问题可能和工作压力有关，大医院医生往往比社区医生承受的压力大，现在的医生可能比过去的医生工作压力大。一般来说，医护人员出现心理问题的几率与所处岗位的风险成正比。风险越大的科室，医护人员越容易出现心理问题，如重症监护室、急诊、外科等科室。

而专为别人解决心理问题的心理医生，如果是心理工作者本身心态并不成熟，或从业时间不长、经验欠缺，往往在接待情绪起伏较大（如正在啼哭、嚎叫）的心理患者时，容易全身心去投入，让自己的情绪无形中会随着倾诉者的讲述去联想，从而导致医生本人也变得狂躁焦虑起来。

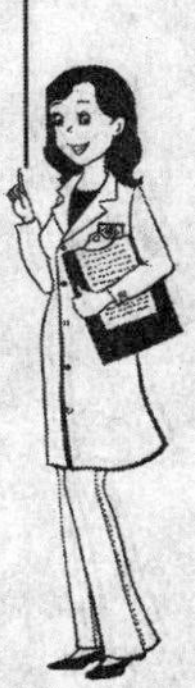

医务人员较大的压力主要分为工作压力、精神压力、社会环境压力、个人成就压力。部分医务人员因长期背负着压力带来的负性情绪，

减弱或丧失了学习业务、提高医疗技术水平的能力，不同程度地表现出对诊疗工作的厌倦和对患者的冷漠；当病人对医务人员的医疗服务、治疗结果不满时，立即产生防范、戒备心理，抵触情绪较强；发生医疗事故后，个人须承担精神情绪和抑郁心理；长时间超负荷的工作及焦虑、紧张的心情使许多临床医务人员身体呈现亚健康状态，甚至患上了身心疾病。

医务人员作为从事救死扶伤的崇高职业者，须在一个公正合理和受人尊重的环境下方能心情愉悦开展工作，没有一个好心情，整天忧心忡忡、背负压力，即使拥有高超的医疗技术也难以发挥作用。

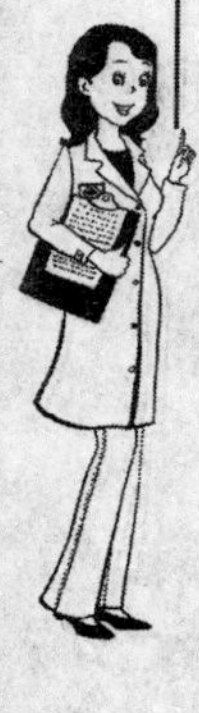

首先，要改善医院的管理。医院管理者应该给医务人员建立减压机制，经常深入一线了解医务人员困惑，组织医务人员相互交流、讨论，尽可能解决医务人员工作中的实际困难；在医院管理中，对刚参加工作的医务人员要创造条件，提供机会，激励他们对自己提出更高的要求，针对手术科室人员工作负荷大、紧张程度高，可采取分段工作的方法，即把一年的工作时间分成若干阶段，之间插入一段休整期，脱离岗

位学习新技术、总结经验、撰写论文，使他们的心理状态得以放松和调整。

其次，要争取社会的支持。加强宣传教育，使全社会都能理解医务人员的艰辛。

再次，医务人员自己要养成良好的生活习惯，如常规运动锻炼、饮食讲究营养、养成良好的休息和睡眠习惯、增加兴趣爱好等。

最后，要加强自我心理保健。医务人员面临巨大的心理压力时，要善于倾诉，向自己的家人、朋友、同事倾倒“心理垃圾”，在倾诉中获得帮助。产生严重的心理问题后，一定要有主动求助的愿望，尽快求助专业心理科医生以尽早获得帮助，及时解除心理危机，重返工作岗位。

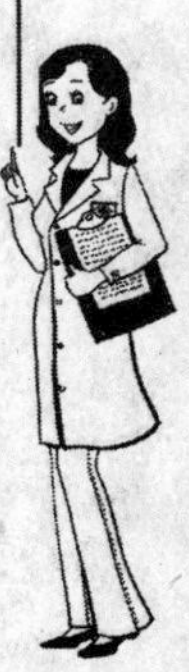

发生医疗差错甚至事故实属难免，事故发生以后的反思和改进十分重要。我们过去在发生差错和事故后，往往从管理、技术层面重视得多，从医务人员心理层面关心得少。笔者认为，在发生差错和事故后，如果发现当事人或者团队存在心理问题，应对其进行心理干预，使他们摆脱阴影，调整好状态，迅速回到工作岗位上去。对那些在培训调整后仍然与团队合作不好，情绪稳定很差，反复出现事故的人员，要及时调整岗位，避免再次发生不安全事件。

医生首先要增强自我保健意识，为自己树立一个良好的形象。只有拥有健康的身心加上高尚的医德、精湛的技术才能拯救、庇护更多的患者。要注意劳逸结合，避免长期进行超负荷的体力和脑力劳动，保证充足的睡眠，培养良好的心理素质。

其次，以和蔼诚恳的态度和耐心细致的工作作风来融洽医患关系。与患者沟通时掌握其心理反应，满足他们的需求，以现代生物—心理—社会医学模式把患者看作一个整体。经常学习和病人交流、沟通的技巧来增加病人及家属的理解和信任度；工作中与同事间形成团结和谐的工作氛围。

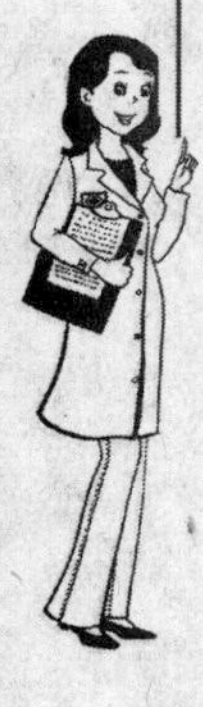

另外，医生也应了解一些心理健康的知识，知道出现问题如何自我疏导，提高综合素质和应对能力来减少工作中的被动局面，降低心理紧张的压力。

医院可不定期地举办各种业务讲座和技能培训，以及提供外出学习或参加学术活动的机会来提高医生的专业知识技术水平。让医生阅读更多的医学文献和参加学术会议也能有效地缓解和消除医生的压力。

医院还应加强心理健康知识教育和预防暴力的培训。许多医生未受过专门的心理健康教育，心理卫生知识缺乏，以致在工作生活中遭遇挫折后不能科学地进行自我心理调整，引发医患冲突或人际障碍。应设立维护医生身心健康的管理机构，请心理学专家有针对性地进行心理健康培训、提供心理咨询，及时引导负性情绪的宣泄。

维护女性医务人员的心理健康，还有一个很重要的因素即社会支持系统，包括家属和其他亲朋等。作为医生的丈夫和亲人，应该多一点理解，也要多承担一些家庭的责任。医院还应与媒体多进行交流，促使其客观报道，消除社会对医生的误解，并在全社会形成尊重医生、保障医生行医安全的良好氛围。

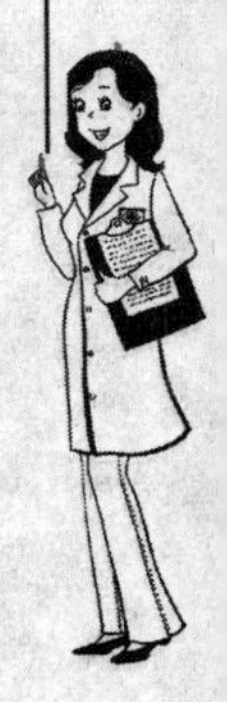

9. 那些看不见的潜规则

李小姐刚应聘到一家公司做销售工作，因为是新入职的员工，所以凡事她都会细心聆听和观察老同事们的谈话和表现。一周观察下来，李小姐发现，同事们在聊天的时候，总是会有意无意透露自己对宠物狗的喜爱，家里养了宠物狗的同事更是会带来好多小狗宝贝的照片，利用午饭时间和大家分享。

李小姐因为曾被邻居的狗咬过，所以对狗没有特别的好感，反而比较厌烦，所以当大家凑在一起热心讨论时，她总是感觉尴尬，不知该怎样介入这个话题。

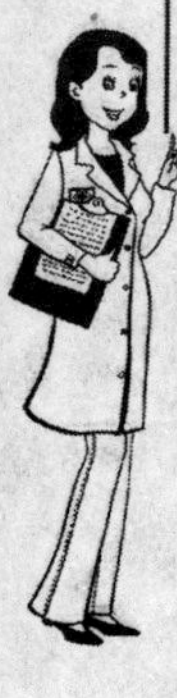

同时，李小姐也感觉奇怪，为什么在这么一个严肃的公司，同事之间却热衷于对狗的讨论？后来，她偶然得知，原来公司的老板“爱狗如命”，并且他在公开场合也表示过，很欣赏喜欢狗的员工。李小姐突然意识到，自己遇到的应该就是很多单位都有的“潜规则”。

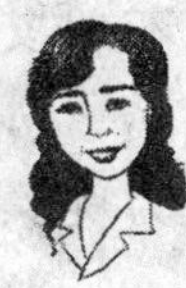

沈院长说

现在，越来越多的员工会意识到，在自己的周围存在着不同的潜规则，企业的潜规则往往和老板的性格和企业文化有密切的关系。在很多中小企业，特别是老板在性格上的某种缺陷或者爱好成为企业员工不得不注意的“问题”。

虽然潜规则没有诉诸文字、没有明文可循，但是这些潜规则的形成是与企业文化密不可分的。企业形成什么样的潜规则其实直接就来源于企业文化的影响与促成。作为一个新人，要了解自己应该遵守什么样的潜规则，最好的方法就是通过多个侧面去了解企业的文化、组织的行为、员工的习惯等，这些综合而成就是潜规则生长的基础。

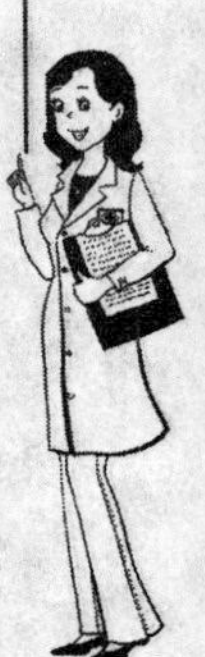

据调查，受访者普遍认为潜规则主要作用在企业的“内部管理”、“薪酬福利”和“人际关系”三方面。75.5%的人表示“企业不会允许夫妻在同一公司工作”，63.1%的认为“销售部门是公司最强势的部门，销售部门的意见和要求最受到重视”。这些例子实际上就是公司内部的潜规则，它所发散的力量让人触摸不着又捉摸不透，其客观存在是不可避免的。

那么，如何缓解潜规则带来的压力呢？这是每一个职场人都应该了解的问题。

首先，员工要了解企业潜规则，做一个潜规则的理解者和参与者。有一个在很多企业中广为流传的关于土豆、石头和咖啡豆的故事。人们把这三种东西放在锅里煮的时候，发现土豆一会就变烂了，变成一堆土豆泥，石头则纹丝不动，又硬又没有味道，而咖啡豆则既可以保持一定的硬度，又可以散发出诱人的清香。这三者的隐喻，基本上代表了企业员工对潜规则的三种态度。“石头”型的人，一般很难在企业中生存，这种人很容易在有意无意中与潜规则相违背；“土豆型”的人，在企业里比较遵从潜规则，很容易被潜规则同化，难成大事；“咖啡豆”型的人则非常受欢迎，一方面，他们能在潜规则的侵蚀下保持自己的风格和理念，另一方面，他们还可以为企业做一些好的改变，在他们身上，潜规则和显规则得到了很好的平衡，事业能得到和谐的发展。

对于企业的新人来说，可以从以下三方面

来摸索企业的潜规则。

(1)仔细观察法：潜规则虽然无形，但也是有迹可循的。作为一名新员工，了解企业潜规则的最好方法莫过于仔细观察企业中群体性行为的表现及习惯。如开会发言的习惯、工作方式的习惯、内部信息沟通的方式等，从这些侧面就可以判断一个企业长久以来形成了什么样的组织文化——是倾向于表现个人主义还是集体主义，是鼓励新人积极参与争取表现还是以谈资论辈为导向的。

(2)虚心咨询法：企业文化的承载体实质上是人而不是企业。所以，企业中的老员工往往是企业文化最忠实的支持者或者被同化者，他们的行为准则与思维习惯在某些侧面也可以视为该企业潜规则的表现者。新人可以向这些老员工虚心请教咨询，向他们了解组织的喜好、领导的管理风格等内容，然后通过这些内容去推断出自己不应该触犯的"雷区"有哪些。

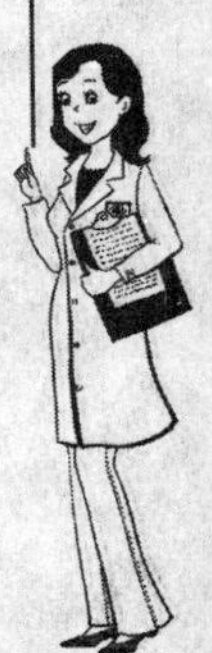

(3)横向对比法：企业的潜规则既可能是完全由内部生长而成，也可能由于外部的某些影响引发。新人可以将自己所在企业与同行的企业进行对比，从企业的策略、员工行为、发展的

目标、营销的手法多个方面去比较，从中可以更清楚了解自己企业有哪些特有的组织行为方式，如对于企业道德准则的看法、对于企业社会责任以及企业业绩之间的权衡度。组织的行为方式可以深刻反映出最高层管理者的思维方式以及企业长久以来形成的企业文化，而这些也是形成企业潜规则的重要方面。

其次，管理者要不断改进管理体系与方法，慢慢改变潜规则的生态环境。经验告诉我们，潜规则的兴起很大程度上与各种垄断和管制有关，因此增加透明度，引进竞争是很重要的。

潜规则是一把双刃剑，积极、健康、向上的潜规则可以在企业中不断发扬，总结成较好的规章制度，上升为企业文化，最后为企业服务。反之，消极不利的潜规则，则属于一种边缘行为，需要废除和改变。

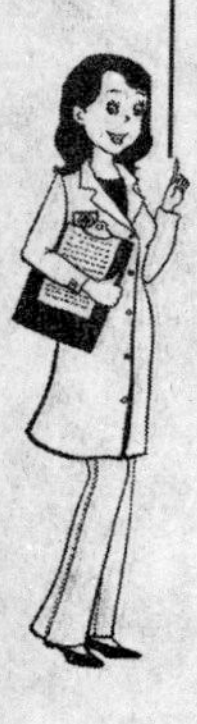

10. 面对被降职的员工

邵先生是刚晋升的一个部门经理，接管这个部门没一个月，便被一个老部下的事弄得心烦意乱。

“我做主管的时候，我的助理吴某工作挺努力，但自制力太差。我被提升为见习经理，他也理所当然的升为主管。吴做主管期间，挪用公司公款被我发现告诉当时的李经理，但由于李即将调走，为做老好人就放他一马。

吴还向手下员工借钱，搞得整个部门怨气太多。我发现后和经理建议给他做了降职处理。从此，我成了他的仇人，我做经理后，他工作不积极，无故迟到早退，天天上班找不到人影。”

对于员工降职之后的处理，到底有哪些好办法呢？

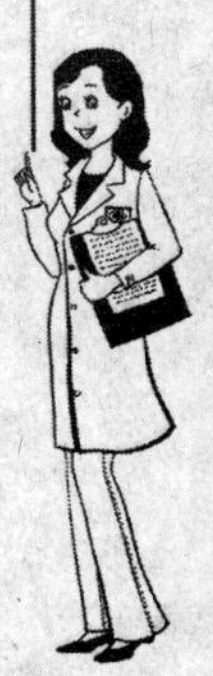

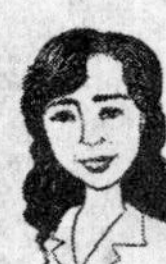

沈院长说

对员工降职的处理是让很多公司人力资源部门感到头疼的问题，它犹如一把双刃剑，如果善后处理得当，降职将成为企业文化一个行动导向，对企业的发展相对有利；否则被降职的员工轻则离职而去，重则在企业中混淆视听，散播言论，给企业文化环境造成不良影响。

针对因不同情况遭到降职的员工应该有不同的处理方法。

对于绩效不佳的员工，应找出问题的根源，可能是因为态度的问题，比如由本性懒惰或对企业及上级不认可导致的态度消极或不愿付出，也可能是能力问题，比如应急晋升上岗后没有经过必要的培训与适用过程。

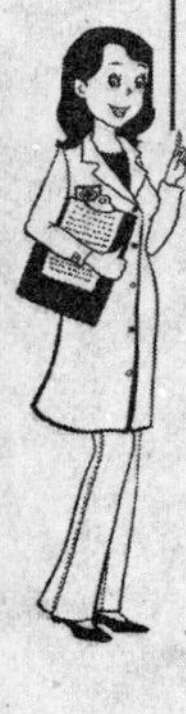

针对不可抗拒的外部原因而降职的员工，比如机构改革、部门合并等非员工自身原因造成的降职，应该视实际情况给予员工安抚和补偿，预防优秀员工离职以及给员工所造成的不必要的压力。

以上案例中的吴某对部门经理已经有明显

的敌意，直接沟通效果未必好，可以间接去了解他的真实情况与真实想法，比如通过跟他熟悉的同事去了解，然后再去沟通。

通过了解与沟通，分析挖掘这个人到底是不是还有改过的可能，并且对其行为给予明确的批评与教育，并说明不做自我反思的后果，帮助其重新认识自我，然后视其行为改变再行处理。如果确认难以改变，就毫不犹豫地让其退出。

当被降职的员工在新的岗位做出成绩后，更要及时反馈，以增强其自信心，缓解其压力。

对有潜力的降职员工，人力资源部门更应该加以关心，对他们过去有贡献的方面给予适当的肯定，还要与其一同深刻剖析自我、认知自我、调整心态，对其进行能力培养，一般都会收到良好的效果。

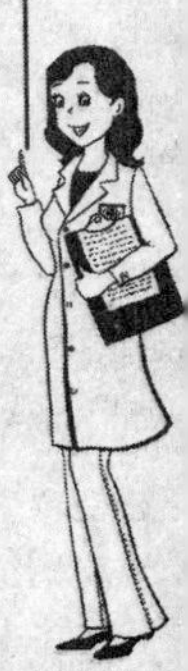

被降职处理的员工，一般会有这样三种常见的心态：①觉得很没有面子，在人前抬不起头来，亲属朋友面前无法交代；②不服组织处理结果，认为不是自己的原因，找理由归因于外；③积极调整心态，勇于面对挫折和挑战。

对第一种心态的员工，应给予更多的关心

与呵护，多鼓励，多沟通。尤其是当员工在新的岗位上做出成绩之后，更要及时反馈，以增强其自信心。

对持第二种心态的员工，要给予明确的批评与教育，并说明不能反思自己的后果，帮助其重新认知自我。视其改变结果再行处理。对于固执不改、不会反思的，必须予以解除聘用协议，不可再用；对有所认知与进步的，应与第一种等同对待。

对第三种心态的员工，则是企业应该着重培养的对象，其潜力往往很大。

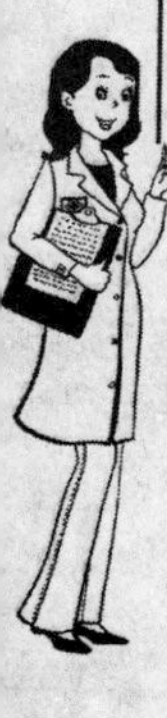

对有价值的员工，人力资源部门要更加关心和爱护，对他们的过去有价值贡献的方面给予适当的肯定，还要与其一同深刻剖析自我、认知自我、调整心态，一般都会收到良好的效果。对不同的思维类型的员工，要区别对待，使之认知自我，发掘潜力。

对不适宜企业发展，能力很难发挥的员工，应及早通过坦诚的沟通，使其认识到企业与自己的职业发展不匹配，帮助其找到自己能够发展的行业，能够给自己一个明确的定位，尽早找到适合自己的企业或工作，这将是一种双赢的结局。

有些企业因历史原因或其他的因素，不便随便解聘不称职的员工，企业希望员工能自动离开，也有相应的办法，但我们不建议企业使用这种方法，毕竟还有更积极的办法可以解决用人的难题。

还需要说明的是，降职的员工薪酬一定要调整到现任职位，不可迁就。对有贡献的老员工，则可在其他的福利、津贴中补偿。薪酬一定是一视同仁，同工同酬。这样，企业的绩效管理、薪酬系统才会发生作用。

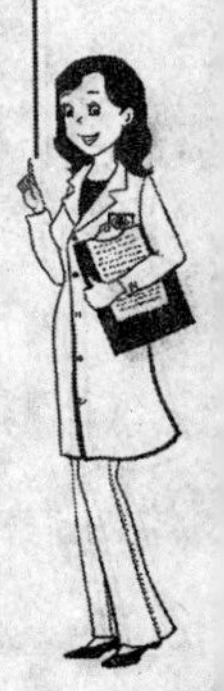

11. 曲线沟通很必要

小张去年毕业后进入公司市场部工作。她的顶头上司是位女经理，平时待人随和。有一次上司让小张起草一个标书，投标一座写字楼的装修工程。接到任务后，小张既兴奋，又紧张，因为这是他第一次独自制作标书，稍有闪失就会影响竞标成功。小张加班加点，日夜不停，一周后终于完成。怀揣这 20 多页的标书来到上司办公室，经理粗略翻阅了一下，只说了一句：标书放这里，你先回去吧。

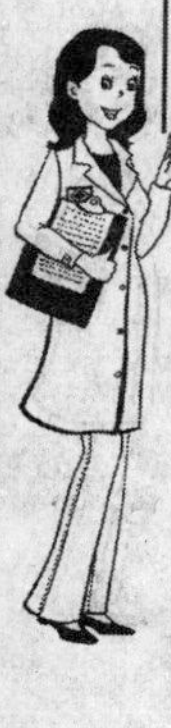

小张心里非常忐忑不安。第二天早晨，上司那边仍然没有反馈。他知道以前也有这种情况，同事做的标书交到上司那里没有了任何音讯，最终结果是被否决了。正当小张胡思乱想时，一位经验丰富，也是他们部门资格最老的同事过来关切地说："小张，你的标书需要我帮你看看吗?"小张赶紧把自己备份的标书拿给他。同事在标书上做了大量修改，有些数据和资料做了重新矫正。当小张再次把改好后的标书送到上司手中时，上司的脸上有一丝笑容闪过。结果竞标成功，在庆功会上，小张得到了上司的表扬。

小张为感激那位同事请他吃饭。结果在饭局中同事告诉小张，其实是经理让他协助小张修改标书的，“可能是经理怕直接告诉你会打击你的积极性吧，所以采取了这种‘曲线沟通’方式”。

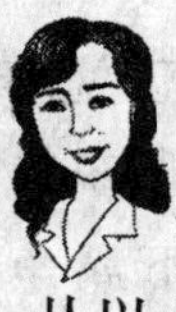

沈院长说

从以上案例可以看出，上级和下属沟通讲究好技巧，会得到事半功倍的效果。那么有哪些好的方法来引导和进行沟通呢？

(1)要淡化上下级的角色差异：以平等的身份与下属沟通信息，交流感情，在日常交往中上级不以领导自居，不摆架子。具体的方法，如在日常交往中不称呼职务名称；不用命令口吻说话；闲谈时避免谈及工作问题；主动交流自己生活中的喜怒哀乐等。这种淡化角色差异的方法对于融洽上下级的人际关系具有积极的作用。

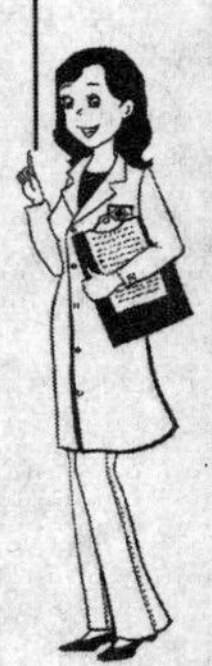

(2)要做个信念坚定的上司：上司要命令明确，让下属了解事情的全局。要言而有信，敢于

承认错误和承担责任。

(3)多多赞美下属:提倡“一分钟表扬”。对于下属工作中的成绩给予实事求是的评估,营造一种积极向上的良好工作氛围。

(4)信任下属:分派工作时,要依据下属的性格和能力让下属大胆去做,给予充分的信任,使员工发展所长,得到锻炼与肯定。

(5)尊重爱护下属,体察下情,公正处事,平等诚实待人:懂得人心奥秘,喜怒不形于色,当下属有好的发展机会时,要尽量为下属争取。当下属在工作和生活中遇到困难时,设法帮助解决。当下属在工作中出现差错时,要注意保护其积极性。

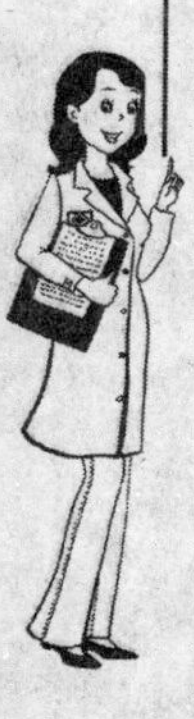

(6)同下属要有积极主动的交往态度:上级积极主动的交往态度是相当关键的,有些信息是在工作交往中难以获得的。通过有效的日常交往,还能提高领导者非职权性的影响力。

(7)上级应有意识地培养多方面的兴趣爱好:在共同的兴趣爱好基础上形成的人际关系效果较好,交往也较自然,有助于员工自身健康发展,使工作环境充满活力与朝气。

附：对待下属有“八忌”

(1)小恩小惠：这一现象在中层管理者中比较普遍。一些中层管理者觉得，既然自己对下属加薪、晋升等没有“生杀大权”，就用批假、请吃饭、签审报销单据等小恩小惠来关心下属。事实上，小恩小惠只能博得下属一时的欢心，而更多的下属关注的是自身的职业发展和综合能力的提高，一旦你满足不了下属更高的需求，下属就觉得你不是真正关心他们。况且小恩小惠往往是以牺牲公司利益为代价的，一旦曝光于己也不利。

(2)忌开“空头支票”：每个下属都有加薪、晋升的期望，作为管理者，不要轻率许诺，开“空头支票”，因为每个公司甚至包括私营企业都有一套关于加薪、晋升的规定和程序，并不是个人能随意说了算的，即使是“一把手”也是如此。一旦许诺落空，在下属面前就威信扫地了。关心下属，重要的不在说，而在做。要让下属感觉到你是真正在为他们的期待而努力和行动，例如在主管部门、其他领导或同事面前夸赞你的下属，给下属施展才华的空间，放手让下属挑重

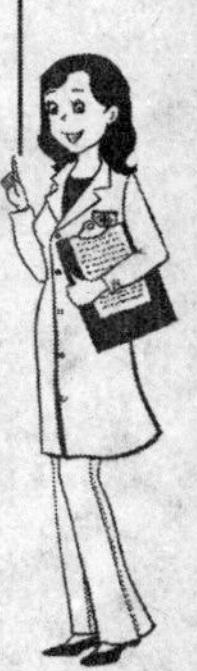

担等。如果你已经开了“空头支票”而又无法兑现时，最好的解决办法是向下属道歉并坦诚地告诉下属不能兑现的原因，以求得下属的谅解。

(3)忌放手不放心：每个下属都有把工作做好、把业务做大的愿望，但在具体操作中又各有各的办法。作为管理者，当你把一项任务布置完后，就不要对下属工作中的每个环节都去过问、关心或指责，甚至要下属按你的思维去做。这样，反而会使下属反感，觉得你对他不放心，怀疑他的工作能力。

(4)忌“背道而驰”：当某个年轻的下属向你抱怨自己的工作太累，你可能觉得下属是希望加薪水，于是就想方设法促使人事部为其加薪。其实该下属感觉到累的真正原因是对自己不明朗的职业生涯忧心忡忡，是“心累”，实际需要你关心的是其职业生涯发展。这就需要管理者深入了解自己的下属，从而使自己对下属的实际关心与下属的真正需求相吻合。

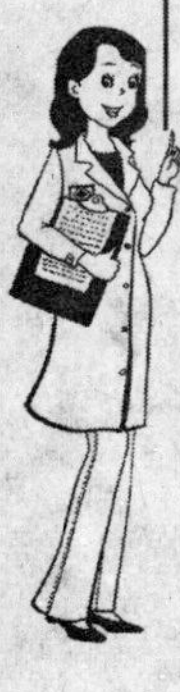

(5)忌“一碗水不端平”：如果你把下属分为好、中、差几等，对心腹有求必应，特别优待；对那些与自己关系一般的，则用小恩小惠进行笼络或者不闻不问；对那些不听话甚至挑刺有棱

角的，则寻机给小鞋穿。不能一碗水端平，势必打击下属的工作积极性，甚至产生内耗，不利于实现工作目标。事实上那些不听话甚至爱挑刺的下属，并不一定是和你过不去，往往他们的意见和建议还是正确的，只是带有“良药苦口”之意。

(6)忌有求必应：人的需求是无止境的，满足了一个需求又会产生另一个需求。对下属的需求，作为管理者不应有求必应：对正当合理的、条件允许的则应尽量满足；对虽然正当合理，但一时还不能办到的，应作好解释；对要求过高超越现实的，要敢于拒绝，甚至给予严肃批评指出。否则既害了下属，到头来也会影响自己。

(7)忌压制下属“牢骚”：每个人都会有不满，有了不满就会发“牢骚”，从而使自己得到心理上的安慰。“牢骚”并不可怕，但作为管理者如果不去分析“牢骚”背后的原因，及时疏导，下属的怨气将会积少成多。而且这种不满很容易像瘟疫一样在员工中蔓延。一旦其他员工受到感染，一场大的动荡就在所难免。这时候，你想解决难度就大了。

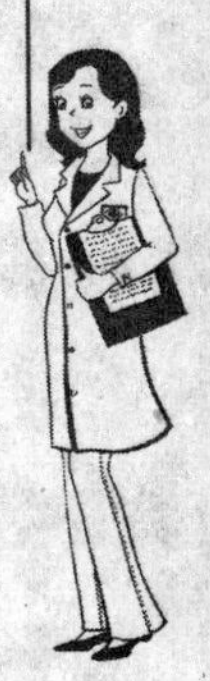

(8)忌动机不纯：现实生活中，有一些管理者关心下属功利色彩过于明显，让下属觉得你并不是真正在关心、帮助他们，而是在为自己的晋升、荣誉拉选票。这样的关心不仅不会收到好的效果，而且还会使下属产生逆反心理。因此，关心下属必须真正为下属着想，而不是“另有企图”，否则就会弄巧成拙。

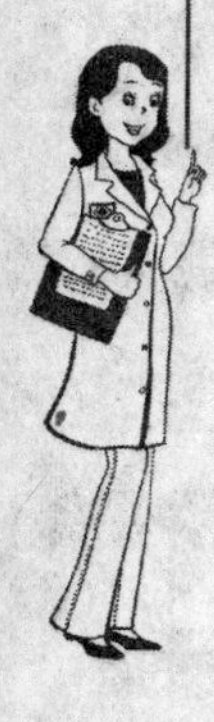

12. 驾驭批评下级的艺术

某公司行政主管张女士最近很郁闷，因为她所在的部门同事都比较年轻，大家凑一块玩心很重，做事情有的时候也比较随意，不按原则办事，加上行政部门又不靠业绩拿奖金，大家在工作中没有太大的实际压力。张女士会经常批评这些年轻人，但说轻了，他们根本不放在心上，说重了又担心会招来年轻同事们对自己的集体恐惧甚至暗地里的反抗，担心影响部门整体的工作气氛。她想知道，在不得不批评的时候，有哪些好的方法？

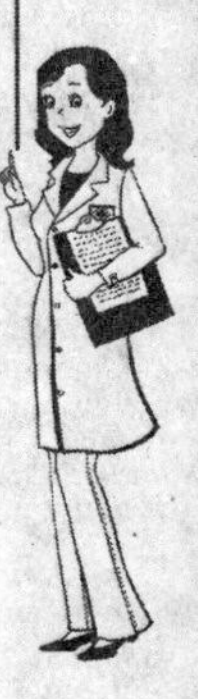

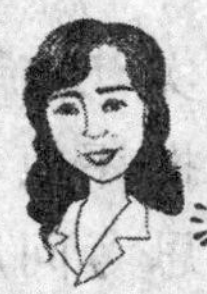

沈院长说

批评下属时应注意以下几个方面：

(1)要抱着真诚和与人为善的态度，明白我们大家都会经常犯错误，采取一些更加宽容和善解人意的心态，避免嘲讽。

(2)批评时问清下属犯错原因，虽然管理者可能自认为已经清楚地了解了事件的客观真相，但在批评时还是要认真地倾听下属对事件的解释。这样做有助于管理者了解下属是否已经清楚了自己的错误，也有利于管理者进行进一步的批评。有意思的是，下属往往会告诉管理者一些管理者可能并不清楚的真相。如果管理者没有办法证实这些问题，则应立即结束批评，再做进一步的调查了解。

(3)批评的内容要具体，要把批评的原因或内容进行具体的阐述。对事不对人，就一事论一事，避免一些评价和概括性的言辞。它的重要意义还在于这样可以在部门内部形成一个公平竞争的环境，使下属不会产生为了自己的利益去溜须拍马的想法。

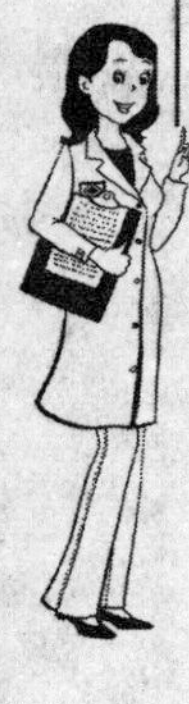

(4)避免主观，应根据客观的事实，明确地提出批评。客观说明什么事导致你批评他，避免做主观评价。站在对方的立场上思考问题，耐心地倾听对方的解释。设身处地为下属考虑，承认在类似的情况下，你也犯过类似的错误，但是你善于吸取教训。

(5)注重效果，应只在引起批评的表现或态度有可能被改正的情形下提出批评。相反的情况，提出批评就没有意义。也就是说，要选择批评的合适的时间和地点。时间选择对方不忙时和对方心情平静的时候，等具备了各种合适的条件后，再进行批评，以便让被批评者得以接受。

(6)要在批评之前慎重思考并做充分的准备，深入了解将要接受批评的人，提前做好准备，设想他可能做出的各种各样的回答。

(7)口吻、语气尽量平和、委婉，不宜直接指责和训斥。在最困难的时候，保持一种平和的语气，必要时使用坚定的语气，再加上相应的表情。不要威胁下属。威胁下属容易让下属产生“仗势欺人”的感觉，同时难免会造成管理者与下属的对立。这种对立会极大地损伤部门内部的团结和合作。如果下属感觉到自己的尊严和人格受到了侮辱，很难想象他能再全心全意地为公司工作。

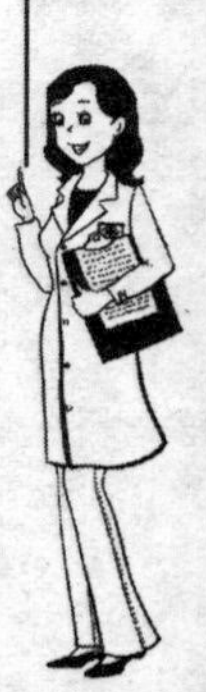

(8)褒贬兼顾，如果他不等你说完就提出异议的话，你要试图安慰他，并向他解释你的这一行动的积极目的。在下属认识到自己的错误后，管理者应该尽快结束批评。过多的批评会让下属感到厌烦。另外，管理者不应该经常将下属的某个错误挂在嘴边上，喋喋不休地反复唠叨。

(9)如果在批评时，下属有抵触情绪，在批评后的几天之内，管理者应该找下属再谈谈心，消除下属可能产生的误解；如果批评后，下属还没有改正错误，要认真地分析他继续犯错的原因，而不应盲目地再次批评。

(10)实际上，沟通是解决问题的最佳方法。大多数的错误不是由下属主观引起的，可能是多种因素的综合结果。当管理者在批评下属时，也要认真地反省自己应该承担的责任。一味地批评别人，而不反省自己的错误，也是许多管理者的通病。

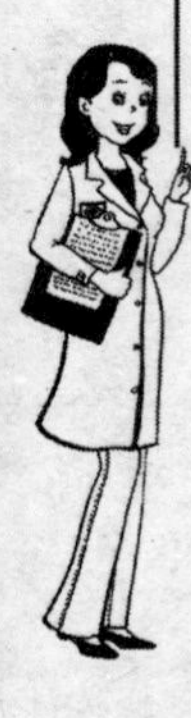

同时，对于被批评的下属来说，也要知道良药苦口利于病，忠言逆耳利于行的道理，把上司的批评当做自己进步的“梯子”。

一个明智的下属，应当怎样对待上级领导的批评呢？

下属要强化组织观念，提高思想认识。在组织系统中，领导对下属有着法定的监督、控制、指导等权力。当下属出现与组织的统一运作相背离或不协调、有误差的行为时，领导有责任对其进行批评指正，这是毋庸置疑的。如果任其而为，那就是领导的失职，他就会因此而受到上一级领导的批评、惩处，所以说，领导是在履行职责，是对事不对人。作为下属应当具有这种起码的组织观念，被批评时不应有领导故意找自己的碴，跟自己过不去的想法。

员工还要进行换位思考。当上级批评自己时，换个位置，设身处地地从领导的角度考虑一下：如果我是领导，会怎样对待犯了这种错误的下属？能够丧失原则、放任自流、姑息迁就吗？这样一来，往往就会心平气和，就会正视自己的缺点错误了。只是局限于自我的角度考虑问题，常常会感情用事，陷入狭隘、偏执、片面的泥潭难以自拔。适时转换思维，就会豁然开朗。

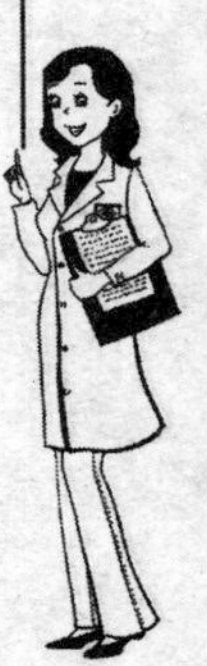

如果有了错误，给工作造成了损失，就不可推卸责任。不管客观情况怎样，你毕竟是当事人。也许对你的批评有些过头，让你承担的责任有些过重，但随着调查的深入，情况的进一步明了，是非曲直终会澄清的。一开始就急于为自己辩白、解脱，结果会适得其反，给人以避重就轻、逃避责任的印象。恰当的做法是接受批评，并积极着手解决造成的不良后果。之后，当上级进一步调查原因时，认真配合，逐步搞清真相。这样，你该承担什么责任，他人该承担什么责任，什么是客观不可避免因素，终会有个公正的结论。

知错即改是一种积极的应对态度。从错误、失败中汲取教训，及时改正，这样的下属会很快得到领导的谅解和尊重，以及同事的赞许。这样一来，也许会成为你人生转折的一个契机。

一些性格内向、自尊心过强、敏感多疑、对挫折耐受力低的人，会把问题看得过于严重，担心别人会看不起自己，领导今后也会用“有色眼镜”看待自己，前途无望，从此一蹶不振。心理素质健康的人，却能够很快通过提高思想认识，振作起精神，进行积极的自我调适，重新开始起步，以努力工作来洗刷过错。

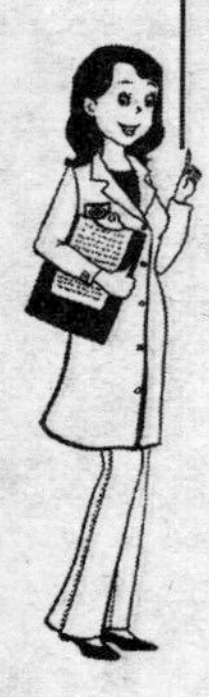

13. 别让薪酬暴露你的职场软肋

2009年中旬，某知名人力咨询机构发布了“企业人力资源管理现状”调查报告。对国内886家企业的调查结果显示，本年企业加薪幅度将达2006年以来最低值。

在关于企业薪酬增长比例的调查中，增长的比例为75%，持平的为19%，下降的为6%，其中六成多企业涨薪幅度不超过10%。根据“智联招聘”薪酬增长率的统计，2006年、2007年和2008年企业薪酬增长率分别为8.6%、9.7%和13.8%，预计2009年薪酬增长率为7.8%，这意味着近几年薪酬增长率持续大幅攀升的情况将被打破。

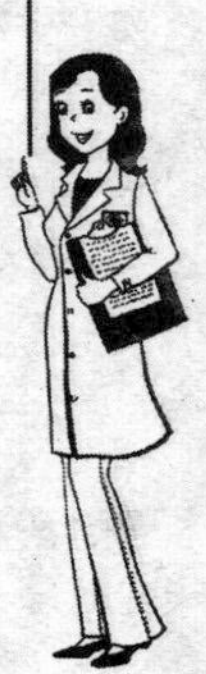

在关于薪酬调整频率的调查中，53%的企业无固定调薪次数，每年一次的为41%，每年两次或以上的占6%。统计显示，一半以上的企业并没有固定的调薪政策，而是随着市场薪酬的变化，被动采取相应的调整。

那么，在如此不景气的情况下，如果你即将跳槽，如何和新任老板谈薪水问题？如果你是刚走入职场的新人，如何给自己的薪水定位呢？

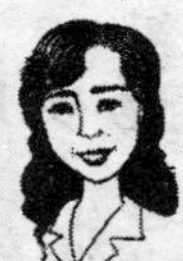

沈院长说

谈判薪水几乎对所有人来说都不是一个舒服的话题，特别是已经获得了一份让人羡慕的工作，大部分人不愿意对工资问题提出质疑，以免危及到已经到手的工作机会。

在面试时谈薪水需要注意以下几方面：

(1)不要轻易说出你以前的薪资水平：曾经有一位职场女性在面试开始时，向招聘经理说出了她现在的薪资水平，并表示她的技能和经验被低估了，结果招聘经理降低了她的工作技巧评级，并根据此级别定义了她的薪资水平。

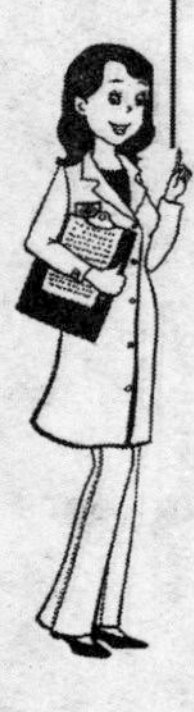

(2)过早讨论薪酬时，要采用策略避开：如果你在应聘时被问及“你现在拿多少薪水？”“你期望的薪水是多少？”不要正面回答，可以回答招聘方，这个职位的薪水处在什么范围之内，这样可以促使招聘方公开他们认为的合理水平，一般这个范围会高于你预料的结果。

(3)不主动呈报你的薪酬记录：招聘者常常将薪酬问题作为一个工具，去筛选职位的申请者。如果你的报价过低，将从候选者行列中被删除。当招聘者仍坚持让你说出薪酬数额，你可以选择在行业薪酬报告中提到的该职位的薪资范围。

(4)不要说谎或者夸大你过去的薪酬数额：申请函是有法律效力的，如果你伪造真实数据，将被解雇。

(5)让招聘方提供正式的通知信：信件中说明双方达成的结果，确保你可以获得约定的薪水、福利和额外的津贴。

(6)要敢于尝试：有潜力、有希望的应聘者常常将他们的价值量化，并争取更高的薪水。这个策略往往给他们带来更多的回报。

而对于想让老板加薪的职场人来说，如何开口谈薪水呢？

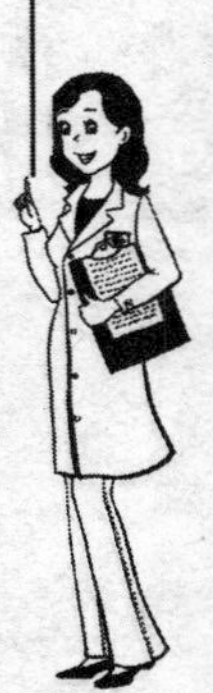

所谓“知己知彼，百战不殆”，应该先打听一下市场行情，搞清楚自己还有多少“上升空间”。到职业介绍所或人力资源网站等相关的机构拜访和咨询，可以获悉各行业基本的薪资范围及自己是否有当面议价的工作机会。

浏览了各行各业的招聘启事后，你可以进一步寻求相关领域前辈的意见。也许对自己进行一次考核前的自我评估的最佳办法就是把你的脚伸到就业市场里去，再没有什么能够比经历几次面谈更能让你现实地认识你的服务价值。所以，不妨投寄履历，应聘感兴趣的工作，试试看是否有进一步面试的机会。毕竟用人单位将根据具体情况做出评估，才是最实际且最有用的回报。

薪金所得说明了你目前的职位在单位的重要性如何。所以，你的工作表现绝对关系着薪水的高低。倘若你的成绩优异，工作也极富挑战性、专业性和独特性，上司也视你为手下爱将，自然而然，这样的谈判是水到渠成的。

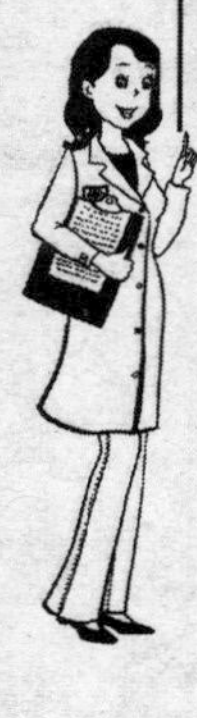

想一想你出色地完成了哪些项目，在哪些工作方面你还能提高，以及你在未来还能为公司做出哪些贡献。将自己定位成公司的核心员工之一，这样才可能成为加薪的对象之一。提前准备好各种数据，具体证明你的工作绩效或是贡献，例如，公司的成本缩减多少、生产力提升多少、商品周转率增加多少等；最好再设定未来的目标，说明如何帮助公司继续提升业绩。这样，你将会让你的上司知道你是多么努力工作的一个人，再谈“钱”的事自然也理直气壮一些。

可以对你的上司说，“我了解到这份工作的

月平均工资是 6 000 元，而你给我的是 5 000 元。我还需要做些什么才能晋级？”

另外，事前可进行自我练习，以免在走进上司办公室时，惊慌失措。

谈加薪的时机相当重要，可选择公司大赚了一笔、老板心情极佳的时候去谈，只要明确列出自己出色的业绩、勤勉的工作态度、重大的成果和近期接受专业培训等，成功的可能性是很大的。

切记，不要以威胁离开的方式要求公司加薪。你的目的是加薪，而不是走人，所以一定要含蓄地表达出对企业的忠诚。如果傻到扬言“不加薪就走人”，很可能只会自己难堪。

如果你的加薪要求被拒绝，你可以尝试将加薪要求转化为要求公司给你提供职业发展机会，包括增加培训，转换工作岗位等。态度坚定，同时保留一定的谈判空间，即使最后无法如愿加薪，你的老板必定对你的自信与专业留下深刻印象。

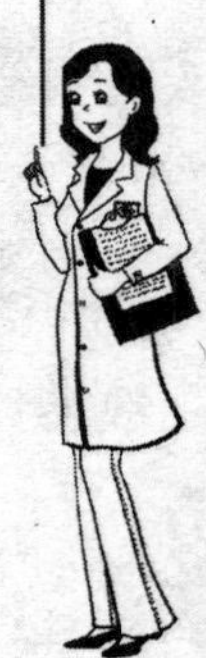

14. 未来焦虑症的困扰

青岛某高校的大四学生小田最近十分烦恼，晚上只要一关灯就睡不着觉。原来，此前他一心一意准备考研，一直没找工作，两个月前，成绩下来后，没考上的小田开始着手找工作。但是现在工作不好找，小田眼看着宿舍同学已经找到工作，焦急万分，晚上只要关上灯，就觉得没有安全感，紧张得睡不着觉，于是只能开着灯睡觉，影响舍友的休息。

据有关专家分析，这是典型的未来焦虑症。近期一项中国大学生健康调查结果显示：近五成大学生经常处于烦躁、郁闷、无聊的情绪当中，10%的大学生表示压力大得喘不过气来，而40%的人认为压力主要来自就业。接受调查的大学生中有七成不自信。

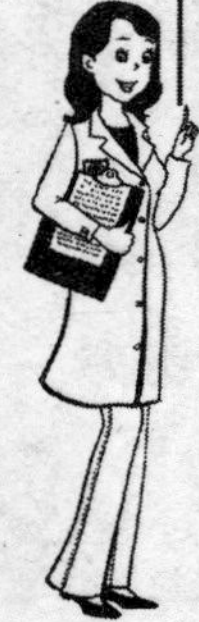

沈院长说

在日前召开的2009大学生就业压力管理

论坛上，北京青年压力管理服务中心发布的一份调查报告显示，就业压力对大学生的生理（睡眠与食欲）、心理（担心、不乐观）及行为（做事效率、生活规律）都产生了明显的影响，其中，“想到毕业就忧心忡忡”的比例高达52%，而“对目前的就业形势感到乐观”的人群不足9%。

如今面临就业压力的很多大学生出现焦虑情绪，整天坐立不安、不自信。其实每个人都会经常感到压力，而人们也都有自己的机制和方法来应对压力。人们常用的一种消极的方法就是回避。例如，很多人习惯饮酒，把自己灌醉来躲避问题；某人明天有场重要的演讲，感到十分紧张，或许他幻想明天因为某些原因演讲会取消，以此来减轻压力。这些方法都不是那么奏效的，有时甚至会带来消极影响，妨碍正常的工作。对这些问题，在这里提供几种有效的方法：

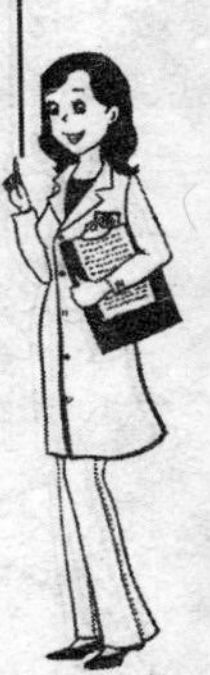

(1)对自己、对环境有正确清晰的认识是最关键的第一步：当你足够了解自己和环境，你就可能会明白为什么某一件事会对你产生困扰，也更可能容易了解你是否能应对这种压力，或怎么做你才能应对。很多大学毕业生并不了解自己，不知道自己就业时想要什么，这样就更容

易导致陷入盲从行为。还有些毕业生在面临压力时，盲目自信，认为个人完全可以处理，其实有时他们急需他人的帮助。职场上的最大危险是自己把自己看低了，觉得我也就是这样了，我不可能行；或者是把自己的现状看高了，觉得一切尽在掌握。

(2)保持平常心：他人的眼神是否都会让你浮想联翩？其实没必要这样，无论什么境况，遇到怎样的困难，都要保持一颗平常心，凡事只要尽力就好，以平和的心态面对生活和工作，才不至于面对激烈的竞争时产生心理失衡。

(3)在压力来临前做好准备：比如老师应该指导学生从入学开始就制定就业计划，规定时间表，有条不紊按步骤来准备就业，避免毕业时就业恐慌心理的突然发作。

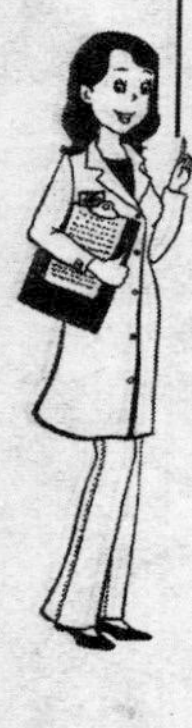

(4)改变错误观念：有时候很多压力都是由于自己不合理的信念导致或加剧的。分析自己的信念，尝试纠正不合理的方面，会减轻自己的压力。其中，有些导致压力的事件是不可消除的，但是对待它的态度是可以发生改变的，这样可以使它的威胁性变得更小，从而减轻压力。

(5)改变目标：尤其当面对一个几乎不能改

变的客观事实时，我们不能否认改变这个事实，但是可以改变自己的目标。一个演唱天赋非常有限的人决意去做一名歌手，显然这是不恰当的。但是他可以去做一名音乐理论专家，实现自己的音乐梦想。

(6)寻觅成就感：成就感是化解焦虑的良方。当一个人有成就感的时候，他的内心也会充实。如何让自己有成就感呢？不断地提高自我是一个好方法。与其每天承受焦虑的困扰，不如静下心来制定一份自我提升计划，可以为自己制定充电计划，如果能将充电成果运用在你的工作中，这种成就感自然而然就找到了。

(7)安排好时间：在焦虑状态下，如果你感到自己需要做的事情非常多，很多事情又没有头绪，这样紧张焦虑自然就产生。所以，不妨找个安静的地方，整理一下自己的时间。可以罗列出自己所要做的事情，根据轻重缓急进行安排，按部就班去做，这样你的心态会平静许多。

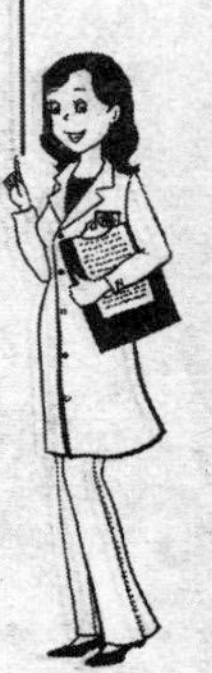

(8)向别人倾诉：当你意识到自己的情绪不太好时，可以找到自己的好友、同事，大家敞开心扉聊聊天，把压力和苦闷与他人分担，你会发现自己的内心轻松了许多，这样，焦虑症状态会

有所减轻。

(9)积极进行体育锻炼:积极参加体育锻炼是十分必要且十分重要的,同时,也可以学习掌握一些基本的按摩、理疗等方法,在生理上保持很好的状态,有利于缓解各种压力症状。

(10)利用旅游、冥想等多种方法来调理心情。

附:对大学生求职的几点建议

(1)细节决定成败:随着社会的纵深发展,企业对人才的考察已非停留在专业、技能、经验的需求,同时考虑人才的性格、合群、创新能力,注重细微功夫。

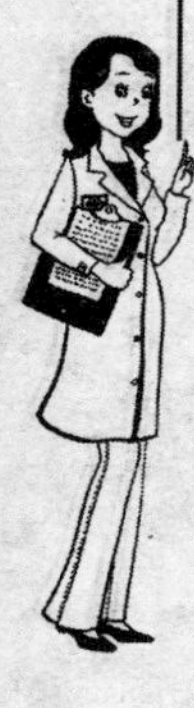

(2)突出自己的优势:应届生与社会人士相比,自有其不足之处,但未必所有环节都居人之下。如果在求职过程能将自己的性格特征、专业优势、鲜明亮点表现出来,或许能让用人单位耳目一新,“万花丛中一点红”,被录用的可能性就会增加。

(3)乐意从基层干起:许多从事人力资源管理工作的 HR 表示,他们的企业并不是不需要招聘应届大学毕业生,而希望通过输入新鲜血液的方式改变后备人才不足的困境。可因招聘到的绝大多数应届大学毕业生不愿到基层接受必需的锻炼，使得企业在百般无奈之下忍痛割爱，找些学历、专业、悟性并不如应届大学毕业生的初高中生做学徒或培训干部。如果应届生要想成为企业的顶梁柱，在社会这所大学中，还需到基层去吃苦。

(4)拥有感恩的心：企业使用应届生是需付出一定代价的。可有些应届大学毕业生进入企业后，往往因为一些琐事闹别扭，甚至与企业分道扬镳，签订的劳动合约犹如一张白纸。为人得讲诚信，可现在有些大学生，似乎视诚信如粪土。没有上班之前信誓旦旦，上班之后往往心猿意马，没有一门心思用在企业里，更多关注哪里会有更适合自己发展的地方，时刻准备跳槽。企业在考虑应届生录用时会有所顾虑。

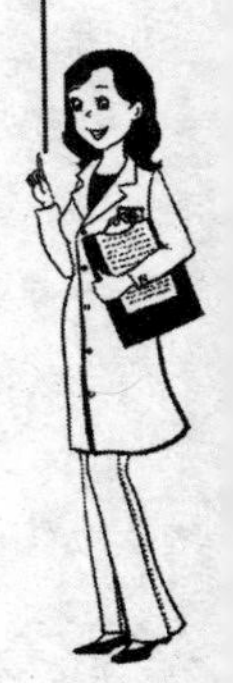

15. 大龄单身女跳槽的困惑

林小姐今年28岁，参加工作已有4年多。她大学毕业后先在一家百货商场做内勤，26岁时跳槽到一家外资食品公司做行政助理。最近由于个人原因想到辞职。

有了辞职的想法后，林小姐开始在招聘网站上搜索适合自己的工作，她发现自己目前处在一个尴尬的年龄。她说："这个年龄找工作实在有点不上不下。很多单位看到我28岁，又是未婚，担心招进去不久就要休婚假、产假，所以纷纷表示拒绝。还不如岁数再大一点，结了婚、生了孩子的女性选择面宽。"

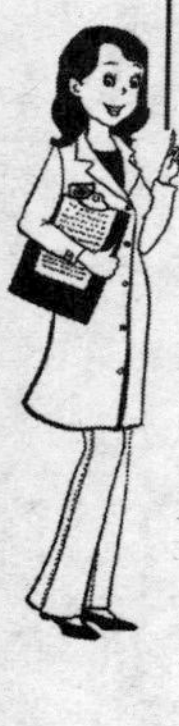

另外，林小姐过去一直从事的是文秘、行政助理这方面的工作。她认为自己个性内向，做事耐心细致，比较适合行政工作，所以她现在找工作依然瞄准的是这类岗位，但由于在先前两家公司都没有获得升迁机会，林小姐说自己的工作经历缺乏可圈可点的内容，以致现在出去找工作都没底气。有时候甚至觉得还不如刚毕业的应届生，至少他们还有年轻的优势。

处在这样的年龄，面对较为空白的工作经

历，林小姐对于自己的再次择业没有太大的把握，投简历时也感觉心虚，那么，她应该如何克服自己的心理障碍？又该如何给自己下一步的职业选择定位呢？

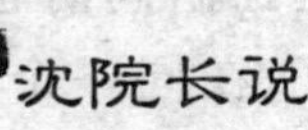

沈院长说

如果说毕业时的自己还是“冲劲十足”的“毛丫头”，而成了大龄女之后就会明显感觉到社会给自己的机会少了，而未来的道路变得窄了，选择变得越来越困难了，经常陷入一种高不成低不就的状态中，而陷入跳槽难的恶性循环。

林小姐的处境也是来自玻璃天花板的压力，男女就业方面自起步就有不平等的现象，还包括再就业的不平等。很多用人单位在录用大龄单身女职工方面考虑的是本单位的利益，这也是可以理解的，性别的歧视有社会的影响，所以说，社会大背景一定要创造合理的用人机制和用人氛围。

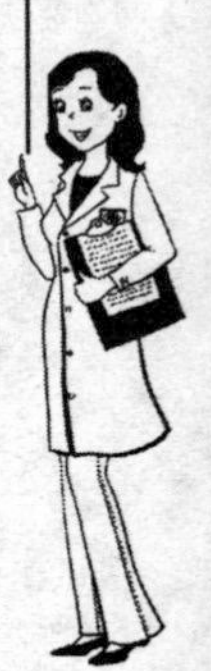

我们能够看出，林小姐对于自己的职业定位模糊。建议林小姐可以看看自己在性格特

点、思维方式、行为模式、教育背景、经验技巧等方面都有哪些优势和劣势，从而选择适合自己性格和天赋的职业。如果无法客观清晰地认识自我，不妨求助于职业指导师或专业测评软件。

同时，她的经验积累尚处在较低水平。由于工作内容基础单调，能力锻炼不足，林小姐未能建立起核心竞争力。但我们同时也应看到，其实她的职业稳定性还好，在同一个行业有多年的经验积累，或多或少都会有一些收获。她可以从中挖掘自己的亮点，如做得最出色的某项职责、多年积累的人脉资源等。

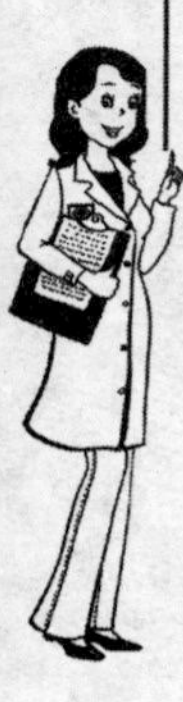

她本人还应该多增加一些就业的技能和本领，跳槽的时候也是再提高、再学习的机会，趁这样的机会进行自我提升。同时，在实践中学习也是一个选择，林小姐可以尝试一些其他的工作。从心理学的角度讲，人的潜力是很大的，所以我们要充分调动起自己的潜能，上帝给你关了一扇门，又打开了另一扇窗，要多尝试或许能发现自己在其他方面的潜能。

林小姐应该为自己设定恰如其分的目标。面对贴上“大龄单身”标签的女性，企业在招聘过程中难免会有顾虑。作为求职者，要做好被拒绝的心理准备，并始终保持良好的心态。在任何一个年龄段，总会有适合的职业平台。林小姐不妨将结婚、生育纳入接下来的职业规划，给自己设定一个恰如其分的求职目标，并以此为新的起点，不断提高就业竞争力，到时会像古人诗中所描述的“柳暗花明又一村”。

另外，林小姐本身的性格也太故步自封了，她仅仅是等着就业机会来选择自己，而没有主动去选择或者迎合就业机会，没有认清目前激烈的就业环境，只是感觉自己性格内向就认为只适合做办公室的工作，给自己选择的机会太少了。建议林小姐性格应该更开朗、更阳光一些，因为情商在平日的工作中占到80%的比例，目前这个社会是一个开放的社会，需要开放型的人才。

林小姐认为自己没有得到过提升，职业经历缺少亮点，其实经历少不能完全算是弱点，幼稚简单未必不是一件好事，一张白纸好写最新最美的画卷，况且她才28岁，职业生涯还很漫长，如果感觉自己阅历浅，就更应该多尝试一些工作，给自己打造更宽广的天地。

建议林小姐酌情给自己职业生涯设立目

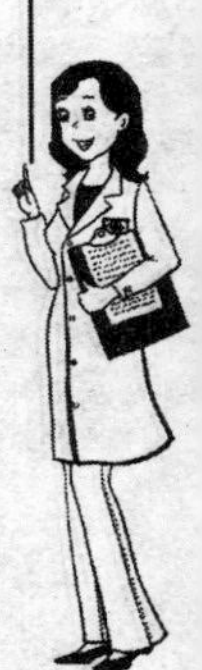

标，从自身条件出发，再找工作的时候要弯得下腰，只有弯得下腰才能直得起腰，从基础做起，从当个小学生做起，一点点丰富自己的阅历和技能。

我们常说，接受不能改变的，改变能够改变的，林小姐 28 岁的年龄及阅历不丰富是现状，不能改变，就要接受这个现状，不能当作心理负担。在新的领域中从头做起，别说 28 岁，即使是 48 岁也会面临第二次就业的问题，都要从头做起，目前大学教育已经成为大众教育，大学教育只是给你一种平台来继续发展自己，所以林小姐不要对自己的期望值过高，只要有工作干，就要努力，成功的钥匙掌握在自己的手里。

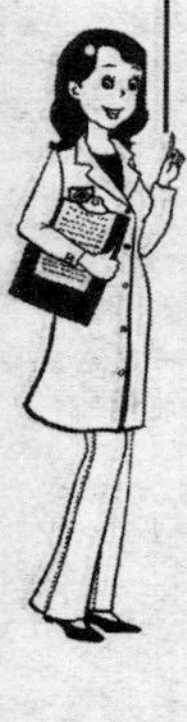

附：大龄单身女跳槽思路

(1)跳槽，不要问“我要什么”，而要问“我能够失去什么”。之所以这样说，是因为人的心理有一个特点“厌恶损失”，人们很难失去曾经拥有的悠闲、待遇、尊重、成就等，很多人都因为“要”而跳槽，但是真正影响你的心理感受的不是要到了什么，而是失去了什么，所以你只要把你能够承受的最大损失想清楚，跳槽就不难进行了。

跳槽，不要把前面的单位当成“归宿”，而要把它当成一个“站点”。

这是职场上的规则，没有可以长期待下去的单位，没有长期合作的老板，变化是职场的主旋律，所以跳槽的决策主要要考察下一个单位是不是有助于自己的提高，这种提高可能是知识上的、经验上的、能力上的，也可能是心理上的、人际关系上的。每一个“站点”都是为了下一步更好的发展做准备。

(2)跳槽，不要过于在乎年龄，而要在乎机会。很多女性跳槽是因为“年龄大了，再不跳槽就来不及了”，但是就跳槽而言，更加重要的是机会本身，要考虑这个机会是不是很有风险，是不是适合自己，是不是可以把握，是不是可以持续发展，如果真是一个不错的机会，就要大胆地接受，如果没有把握，就不要轻举妄动。

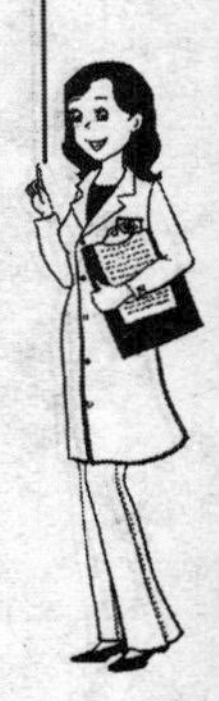

16. 职场，让自己喘口气也是一门学问

当今社会是一个飞速发展的社会，也是充满变化和挑战的社会，人们在创造物质财富的同时，精神上无时无处不感到压力的存在。职场是人们施展才干、奉献社会和实现人生价值的舞台，但也是竞争最激烈、最残酷的“战场”，因此身处职场的人们是承受压力最大的群体，也是最需要减压的群体。

近期一项有关抑郁症人群的调查显示，有中度抑郁情绪的人，30％是来自于职场压力。在“来自于工作的压力状况所占压力比例”调查中，感觉比例极大的人群占 3％，很大的占13％，感觉比较大的占 42％。合并起来，感觉到职场压力比较大、很大乃至于极大的占58％，一半多的人感觉到职场压力比较大。可见，职场压力已经成为现代人主要的压力来源。

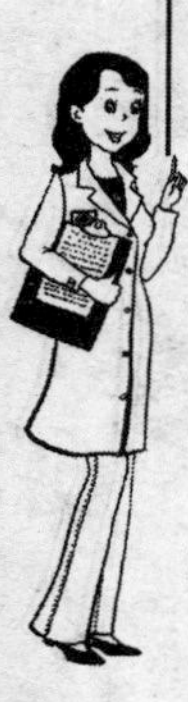

现代职场人的主要压力来源于哪些方面？又有哪些疏解的好办法呢？

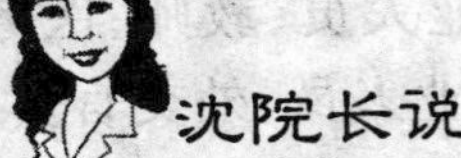

现代化使人的生活和工作节奏不断加快，每天都在争分夺秒，使人们时刻被紧迫、焦虑所笼罩，心理承受能力已到了极限。所以，尽管现代化极大丰富了社会物质财富，但人们并没有更多的快乐感，往往发出“活得真累”的感叹。

职场中的压力存在于工作的每个阶段、每个环节，我们可以总结为就业的压力、上岗的压力、转行的压力、退休的压力、待业与失业的压力、来自学历的压力、来自能力的压力、来自工作任务的压力、来自薪金报酬的压力、来自职级变动的压力、来自荣誉和惩处的压力、来自人际关系的压力、来自冲突的压力、来自不同级别的压力、来自“小圈子”的压力、来自潜规则的压力、来自“玻璃天花板”的压力等。

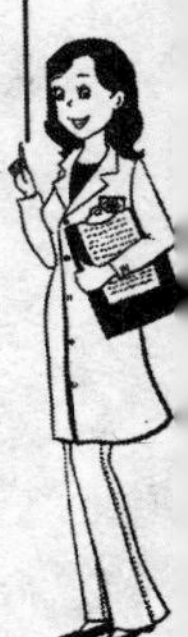

压力也分为正面和负面两种，正所谓“井无压力不出油，人无压力轻飘飘”，正面的压力可以促使人进步，但压力大了，也会把人压垮。所以很多人在承受这样巨大的职场压力后，在寻求各种发泄、减压的办法。

像社会中的党政领导干部、一般干部、企业经理人、科技人员、IT行业人员、教师、医务人员、工业行业人员、服务行业人员、外交官员、司法人员、演艺人员、运动员等这些行业都属于高压人群。

不同行业人员心理压力的种类也不尽相同，比如外交官员，代表着国家形象，这样的责任会给心里带来不小的压力。另外，他们所处的工作环境造成社交圈较为狭窄，有的亲人不在身边，而对其所在国家文化背景、饮食习惯等的不适应，心理上也更容易孤独寂寞，如果不加以心理疏导，可能会引发酗酒、睡眠障碍等问题。商人表面风光，但商场如战场，他们在心理方面属于弱势群体，也是特别需要关心的。

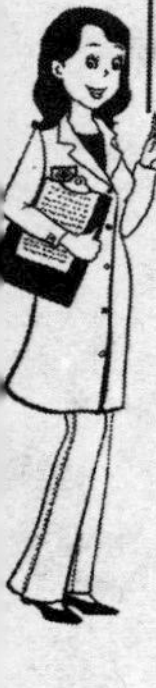

心理问题常常反映在身体上，比如胃痛，心慌气短，其他问题查不出来，最后发现是心理问题所致。培养自己的兴趣是转移压力的最好方法，给自己一点时间，做些感兴趣的事情，比如听音乐、看书、看电影、做运动、旅游等都会对缓解职场压力很有帮助。要经常和朋友及家人交流，如果不能解决问题，就应及时找心理医生。

2008年年底至2009年年初席卷世界的金

融危机也给职场人的生存状况带来不小的冲击。对于不幸被裁掉的人员，如有一定积蓄，正可以利用这样的时机充实自己，参加一些与自己职业发展有关的培训班，为东山再起打好基础。另外，可以修身养性，全家出去旅游，这也是培养家庭气氛的机会。对于经济状况不富裕的人员，则建议大家应该实事求是，摆正心态，节衣缩食，同时可以去寻求社会资源的支持。

对于没有遭遇裁员命运的职场人不要忧心忡忡，继续勤勤恳恳地工作，用实力告诉老板这个岗位是需要我的。另外，在工作上要不断提高能力，有所创新。也不要让乌云遮盖住自己的内心，因为情绪不好会影响工作效果，如果你潜意识里总是担心自己被裁，而潜意识的状态会在你的举止中表现出来，那么很有可能下一个被裁掉的就是你。

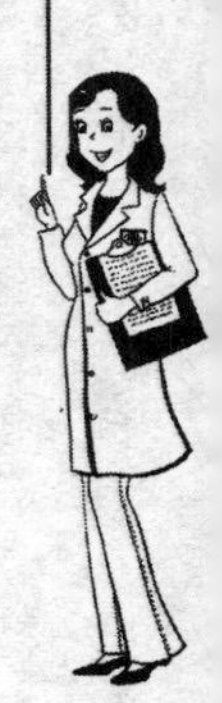

17. 职业也有“更年期”

一项调查显示，56％的女性处于长期机械忙碌的工作中，无法对自己的兴趣、水平、能力、薪资期望、心理承受度等进行全面分析，进而做出较为准确和理智的职业规划。今年 35 岁的王女士是一家事业单位的财务人员，她近来对自己的职业生涯产生了担忧。她说，自己每天盲目地奔走在从家到单位的两点一线上，想象不出几年后自己的工作将发展到哪一步，眼下的工作只是既定的程序，以后能做什么，想做什么，都毫无头绪。日复一日地重复相同而琐碎的事务，人有一种被掏空的感觉，对于未来，却迷茫无措。王女士这种没有合理规划的工作把她带入职场规划危机。

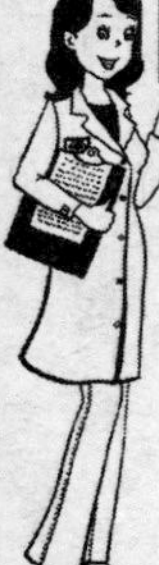

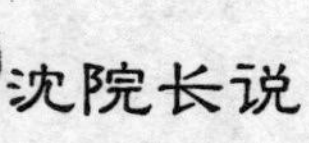

沈院长说

这种压力被称为“玻璃天花板”的压力，35 岁以上年龄段的女性，被视为进入事业停滞期，女性到了这个年龄段身心疲惫，而晚生后辈的奋力追赶，也使她们失去了锐气和动力，职业生涯开始产生瓶颈。有调查显示，40％以上的白领女性觉得她们面临的最大问题是职业前途的迷茫，缺少一个发展的平台。最大的困难是看不到发展空间，整天疲于奔命却既没升职也没加薪，成功的目标似乎遥不可及，看不到40岁以后的发展，人生的坐标点静止不动。

这种来自“玻璃天花板”的压力对每一位职场人都产生着不可低估的压力作用，应对这方面的压力可以从以下几个方面来努力。

(1)从进退的抉择上来讲：如果你还是希望突破当前的“天花板”，满足自己的需求和动机，就必须更加努力地工作，同时要通过各种方式深入领会和探索公司上层的文化，天花板会逐渐消失。如果认为突破“玻璃天花板”的压力很大，而自己对目前的职位和状态又持肯定态度，也可以去拓展自己的生命广度，投入更多的精力给家庭，完善自我，让自己的工作和生活达到一种平衡状态。

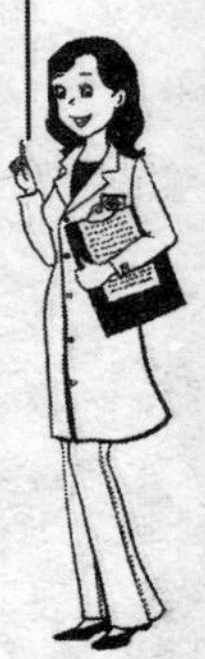

(2)要适时地反思自己：女性在遇到职场瓶颈时，应当首先反思自己。不要因为以前你的或

别人的不愉快经历而假设每个人都存有敌意。根据面临的新情况而做出具体判断，在一些情况下，“玻璃天花板”可能只是自己的想象，没有人刻意阻碍你的升迁。每个人在职业发展中都会遇到瓶颈，关键在于分析问题、解决问题。

(3)要建立自信心：女性员工与男性相比往往容易退缩，对于未曾做过的工作，总是显得迟疑不前，总给人们一种“企图心不高”、“自信心不够”的感觉及印象，也因此错过许多表现的机会。很多男性高层人士表示，在选择中高层干部的时候，他们不是不想提升女性，实在是女性在自信心方面普遍都给自己较低分。而那些成功女性则不愿错过任何表现的机会。她们知道，对一件工作即使不是完全熟悉，还是可以边做边学，而且要充满信心上场接受挑战。即使做错，也能得到宝贵的经验。例如，当上司要给你晋升经理的机会，有潜力的成功的职场女性不会以“我没当过经理”的理由而退却。在职场中顺势而为、随机应变，也是能否早日成功的关键之一。

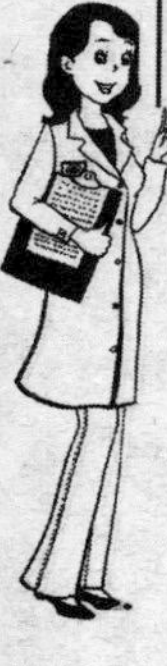

(4)从年龄层面来讲：在这个瞬息万变的时代，知识折旧加快，处于尴尬年龄段的人，更要

通过不懈的努力去奋斗，才会在职业“更年期”的时候，仍然充满信心。那些处在尴尬年龄段并面临职场困惑的人士，需要赶快行动起来，及时调整职业规划，突破天花板，势在必行。

女性管理者对自身价值的定义应该有所变化。女性不应该再为家庭中的一些矛盾而放弃事业上的追求，应该认识到家庭和事业好比是左腿和右腿。如果问你想要左腿还是右腿，这是没有意义的。当两者有矛盾时，要看轻重缓急来取舍，处理好家庭与事业的矛盾冲突，保持心理平衡，一方面以积极的热情投身工作，提高工作效率，减轻工作压力，并腾出时间照顾家庭；另一方面不断提高自己承受和排解矛盾、压力的能力。

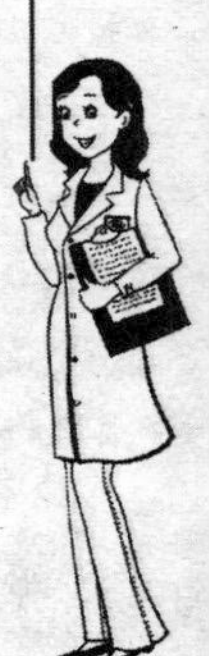

(5)终身学习，拓展能力：女性应拓展包括专业技术能力、管理能力、沟通能力、洞察力等。同时还要注意创新学习，在学习的同时，能够获取前人和他人从来没有获得的新的知识、新的技能、新的思路并有新的成果等。

(6)改善环境：要从政策法律法规、社会舆论环境、平等的性别竞争机制和拓展创业空间上来改善社会环境，特别为突破职场的玻璃天花板增加助力。

(7)从性格特点来讲:从业人员要不断改进自我观念,发挥优势,比如能言善道,心灵手巧,感官敏感,善于交际等。

(8)从生活方式来讲:面对心理压力,从业人员应该采取自我调节的措施,全面安排,分清事务的轻重缓急,正确客观地评估自己,提出适宜的期望值;学会科学合理地安排时间,依靠团队的力量达成目标;要保持规律的生活,有张有弛,劳逸结合,合理搭配自己的饮食,及时宣泄不良情绪,保持自己的心理健康。

(9)不要刻意流露女性的柔弱:职场如战场,没有人会因为你是一名女性便时时刻刻谦让你。在竞争中,所能凭借的只有自己的坚强意志和能力,千万不要示弱以换取他人同情,那只会破坏形象,职场中女性若表现出弱者姿态,就已经注定和晋升无缘。所以,在工作主观和客观上都不要太强调自己是女性。

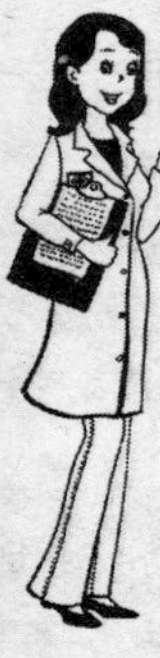

"玻璃天花板"是多数女性职业生涯中都会遭遇的瓶颈状态,但是它并不是无法克服的。只要女性管理者转变心态,充实自我,以坚强的意志和坚实的责任感去面对就一定能冲破这层障碍。

18. 当同事成为上司

李先生是一家出口贸易公司的业务员。顶头上司原来是与他关系不错的同事，但是同事升职后，李先生和他的关系变得微妙起来。一段时间以来，李先生的工作业绩不太好，为此经常受到上司的批评。李先生情绪十分不稳定，表现为急躁、易发怒、失眠、不爱进食、工作状态越来越差。在最近一次受领导批评后，李先生当着众人面摔门而去，事后虽然向上司道歉，但是如何处理和上司的关系成了压在他心头的大石。

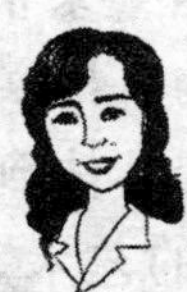

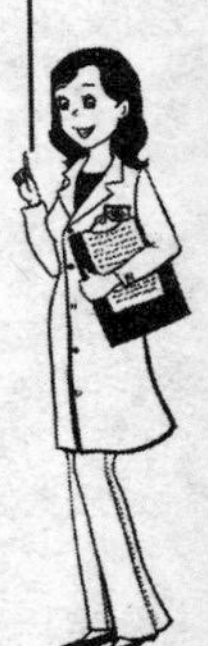

沈院长说

李先生的情绪反应是处理人际关系压力过大引起的生理和心理疲惫症状。

压力是指个体对某一没有足够能力应对的重要情境的情绪与生理紧张反应。职场压力是工作本身、人际关系、环境因素等给人带来的紧张感。世界卫生组织称 75%的人处于亚健康状态，其中 11.8%的人把压力归咎于同事间关系不顺畅。

"压力如弹簧，你弱它就强"。适度的压力是必要的，它可以调动人的生理和心理各系统的积极性来应对，但如果压力过大，积极的激发力就会被疲惫所取代，长期过度的压力负荷会造成精疲力尽和最终的崩溃。李女士目前的精神状态说明她长期处于压力过大的心理状态下，而原因就是和上司的关系处理问题。

在职场中，"惧上"已经成为一些人的人际瓶颈。面对上司，他们存在着难以消除的距离和敬畏感，从而不自觉地减少与上司沟通的机会。"有时很想请教老总一些经验，但一来怕老总忙，再则担心不被重视"。工作中的人际关系可简单归结为互相尊重、合作、分享，具体到与上司的相处，职场人士应该学会交往的艺术。

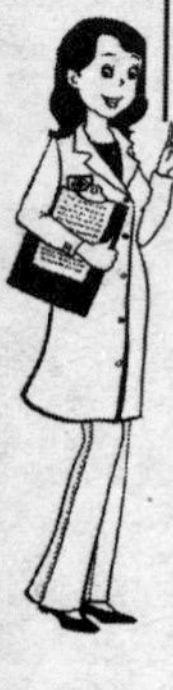

当自己以前的同事成为自己的上司时，两人的关系自然会变得微妙。同时，两人的关系会出现以下几种变化：

(1)皆大欢喜：晋升的同事还是像以前一样照顾、帮助以前的同事、现在的下属；而下属依旧把他当成很好的朋友，团队其乐融融，共同奋斗。但这种情况却很少发生在职场中，祥和的环境一定是暂时的，而首先打破这种氛围的90%是获得晋升的那一个。朋友之间应该是宽容的，可一旦进入管理层后，就已经代表着企业的利益，必须下派工作，于是检查、监督、绩效考核、奖励惩罚都是很敏感的问题，冲突在所难免。

(2)喜忧参半：获得晋升的朋友，别被喜悦冲昏了头脑，想避免朋友反目的最佳办法就是用你们以前经常的沟通方式进行沟通，你最好主动创造两人单独相处的时间，把一些话摊开谈，毕竟你们的地位发生了变化。

对于没有获得晋升的朋友来说，当朋友成为上司，你或许会心理不平衡、被失望、失落的情绪所笼罩，但要明白，木已成舟，有情绪很正常，但重要的是你的态度——接受或者不接受。不接受，选择一个理由申请调离，是一个维系双方关系的权宜之策。接受，在工作的时候就要以一个下属对上司的姿态去面对，分清职责与领界，当然，进行一次开诚布公的沟通也会帮助你迅速从失落的情绪中摆脱出来。作为一个成

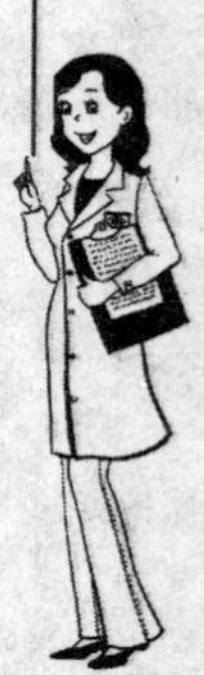

熟的职业人，最应该做的一个选择就是坦然接受，不光是帮朋友站稳脚跟，也是帮自己树立一个良好的职业形象。

(3)双方不欢而散：获得晋升后的人面临的人际关系压力，主要原因就是因为没有完成对自己的重新定位。你要意识到，你已经是管理者了，面对现实，你是他的领导，以往那种亲密无间，友爱互助的朋友关系已经不太可能了。工作中必须以一个领导者的身份，站在企业利益的角度出发，来考虑问题，做出决策。必要时痛下狠心更能让双方解脱。

没有晋升的“倒霉蛋”，如果还要留在原有单位，那么就调整好你的心态投入工作，否则你将会被这个环境所抛弃。另外，希望没有获得升职机会的朋友在面对好同事的升迁时可以从以下几方面维护和新上司的关系。

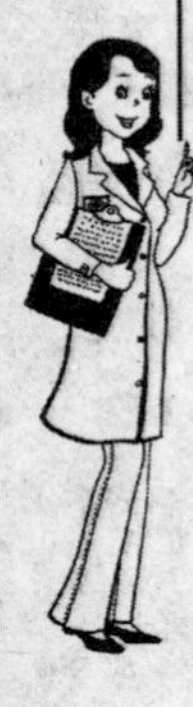

(1)学会理解：在工作中，下属对上司的尊重体现了个人的基本素养，但这种尊重应当是相互的，并不是下属对上司的绝对服从或溜须拍马。尊重上司的同时也要做到谦逊，把握好距离，给彼此留有空间。与此同时，要学会适当的站在上司的角度来看问题，不要把自己和上司对立起来。李女士的上司虽然是以前的同事，但现在属于上下级关系，所以要摆正位置，理解尊重对方。上司经常批评她也许是对其器重的一种表现，学会换位思考，压力也就随之消解。

(2)学会沟通：沟通时要学会倾听，明确上司的基本要求，确保沟通的有效性。职员向上司请教经验是进行沟通的方法之一，但请教问题时要简单明确，把握时机适当地赞美对方，把自己和上司摆在平等的位置上进行沟通，这样的交流更能让上司愿意倾听下属的真实想法。李女士采取偏激方式摔门而出无法解决问题。工作业绩不好有多种原因，李女士应该同上司一起分析原因，找出问题所在。只有和上司进行有效的沟通，消除彼此间隔阂才是解决问题的最好办法。

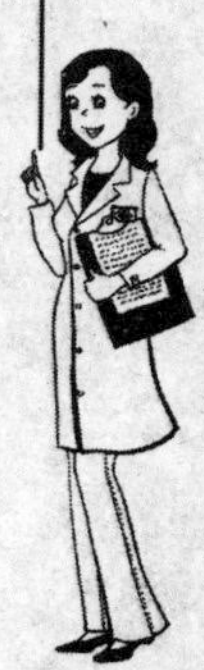

(3)学会表现：自信地表现自己的能力，把上司当做第一个客户。自信为本，诚信为先，以主动、热情、忠诚赢得上司的信任。服从上司的安排，高效地完成手头的工作，并努力表现得更出色，让自己的工作成绩超出上司的本来期望。

(4)协助上司共渡难关：下属要学会在工作

过程中维护上司的权威，经常向上司汇报工作情况。任何时候，为了工作和上司站在同一立场上，在上司遇到困难时，与其同甘共苦，给予最大限度的支持。

(5)注意避开禁忌与敏感话题：人际关系是一种互动的过程，下属要注意维护上司的隐私，不在背后谈论上司的私事，谈薪水问题要注意场合。李女士与上司在做同事期间肯定有些隐私话题，建议李女士不要随便泄露或谈论上司的隐私。

能否愉快地工作除了自身兴趣以外，很大程度上取决于人际关系的好坏。没有良好的人际关系，在哪里都难以适应。有的人以“合则来，不合则去”的随意对待职场中的上下级关系，殊不知逃避永远不是解决问题的最好方法。只有处理好职场中的上下级关系，才能保证你的职场之路一帆风顺。

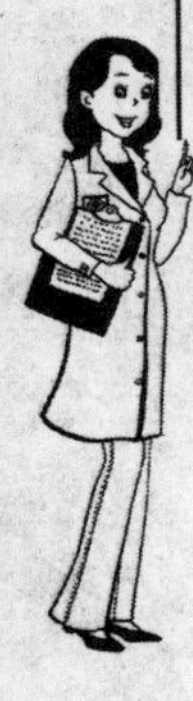

19. 失业，不要成为永远的痛

王小姐曾在一家电子商务公司做营销策划工作，上个月，她和公司签订的两年合约到期，而她也没再收到续约的通知，她意识到：自己已经被动进入了失业的队伍。她发现，以前经常一起吃午餐的同事都开始有意避开她；公司的人力资源部也没有给出明确的辞退理由，王小姐不知道自己究竟是哪里做得不好。离开公司那天，王小姐心情极度低落，独自跑到酒吧把自己灌醉了。她不敢把失业的消息告诉父母和朋友，因为她感觉这是一件很没面子的事情。王小姐失业后该如何调整自己的心态来接受这个现实？在寻找下一份工作的时候应该注意些什么？

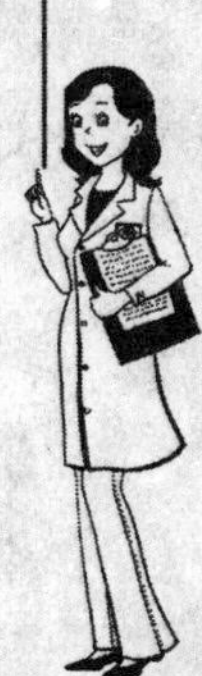

沈院长说

王小姐失业的事实导致了她时间结构的缺失和集体目标的失去。

工作为个体提供了一个良好规划的时间结构。时间结构的丧失能够导致个体沉重的心理负担。工作的时候，当面临一些迎面而来的压力，很多人都会幻想如果不上班，整天在家睡觉、休闲该有多好。然而，当你真的丧失了以前这个规律的时间结构时，你也许会很快感觉到不适应。一时之间失去了目标，你不知道自己的价值究竟体现在何处，更没有获得一种来自生活和职业的幸福感。

集体目标的失去，也将对个人的健康产生负面影响。工作为个体提供超越性的目标，使个体感觉到激励和富有存在意义。因此，集体目标的确定有助于增强人的归属感，一旦丧失这个目标，内心就会觉得惶惑不安。

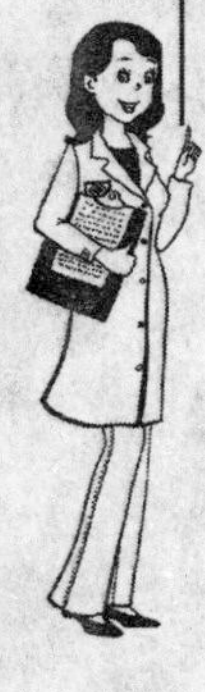

另外，王小姐不愿与家人及朋友谈及自己失业，是因为心怀一种耻辱感。如果失业者将失业归结于个体自身原因所致，那么失业就很有可能被看成是一种耻辱的经历。失业个体通常被认为"具有一些体现特定社会环境下令人鄙视的社会身份的特点或属性"。

心理学上有句话是"改变你能改变的，接受你不能改变的"。在经济危机情况下，就业市场风云变幻，王小姐的问题也是很多职场人可能会面临的考验。

(1)调整心态，换位思考，把失业看成是休养生息的过程，是自己培训学习的机会，多学习一些技能，提高个人的综合实力，为将来重新就业开创新的事业做准备。

(2)给自己一些时间去想想下一步该怎么办，这可能需要几周，而不是几个小时。不要因为重归劳动大军而感到不情愿。你会遭受一些打击，就像失去其他东西时一样。给自己一点时间去适应，当你做好了准备，眼界放宽点，这对你来说可能是一次很好的机会，你可以去做一直想做而又没时间去做的事情，也可以尝试做点生意，或是重返校园。

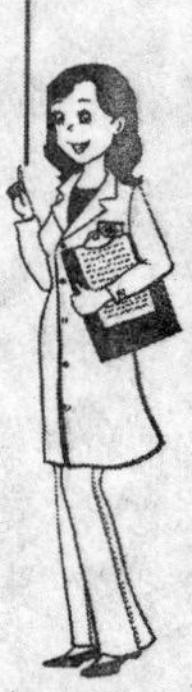

(3)你的下一份工作可能只是暂时性的，不管是全职，还是兼职，欣然接受它，不管是怎样的经验，总有一天会用到。做一个自由职业者没什么不好，你可以先找一份兼职，直到找到理想的工作。事实上，你可能会发现，不一定非要做全职，也可以过得很开心，很潇洒。

(4)庆祝一下——甚至可以去度个假，利用这段时间享受一下生活，在你还没失去工作的时候，你可能没有时间休息，利用这段时间去呼吸一下新鲜空气，欣赏一下美景。喝上一杯，或是开个舞会，为自己的失业庆祝一下。培养个人的爱好，如学习乐器、茶艺、摄影等，或者量力而行外出旅游，流连于山水之间，是一种放松，也是对身体的锻炼，活得开心一些，这可能是你一生中为数不多的几次机会，可以不受工作的约束，或许以后你会怀念这段时光。

(5)不要斤斤计较，怨天尤人，抱怨不绝于耳，要知道抱怨于事无补。也不要总去追究自己为什么被解雇，或是慨叹自己是多么不走运，这只会让你情绪更加低落。与其感到羞耻，还不如把它当做是对自己的一次磨炼。留意一下周围乐观的人，不要总是看到不幸的一面。

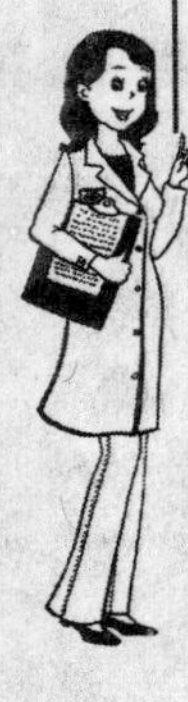

(6)可以列出写下你最希望在此间实现的几件事情，鼓足勇气去实现它们，这也会给你自己以信心和希望。

(7)多参加一些社会活动，扩大自己的人脉网络，为将来的工作打下人际关系的基础，在和别人交往中也可能发现新的就业机会。人在心情低落时，恰恰更需要多与亲朋好友交流，缓解内心不良情绪。“三人行，必有我师”。父母的阅历，朋友的视野都可能给予王小姐帮助，而借酒消愁，只能愁更愁，不利于情绪的缓解。

(8)顺其自然，条条大路通罗马，东方不亮西方亮。要多给自己开辟一些就业的途径。面对新的就业机会，王小姐不要太在意一些虚的东西，比如是不是国企，以及工资待遇等，只要自己努力，在新的岗位上就能做出新的成绩。另外，王小姐也可以考虑自己创业，开辟人生新的境界。

最后，希望王小姐把每次就业看成一次新的学习机会，做好吃苦的准备。机会总是青睐有准备、有头脑的人。送给王小姐一句话：道路虽然曲折，但前途一定光明。现代社会是用实力说话的，只要你有实力，终将成功。

附：哪类职场人最容易失业？

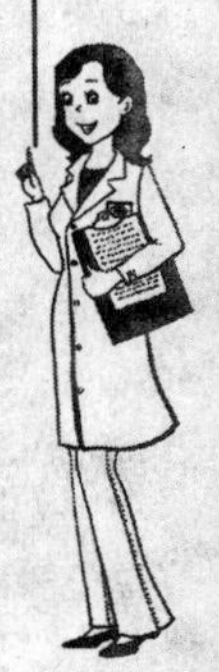

(1)没有一技之长的“幼婴型”：在科学与技术日益专门化的今天，一个人要想成为“全才”，除非是具有非常的天赋和过人的勤奋，否则是难以做到的。因此，既非“全才”又无一技之长者往往成为被首先考虑下岗的人选。

(2)缺乏团队精神的“鲨鱼型”：随着社会分

工的细化，一项工作往往只有在群体的共同协作下，才可能高效率地圆满完成。因此，未来社会中个人需要团队，团队也需要个人，二者互相需要。倘若个人不善于协作，没有团队精神，结果个体只能被团队抛弃。

(3)顽固不化的“贝壳型”：社会的剧变决定了社会中的人已不可能在变化着的社会环境中永远固定地扮演某一种不变的社会角色。这就要求人们不断地更新知识、提高技能、调整心态，给自己重新定位，以适应未来的角色。那些故步自封、不思进取的“贝壳型”的人最终会在激烈的竞争中逐渐失掉优势，以至淘汰出局。

(4)循规蹈矩的“机器型”：时至今日，具有开拓、创新能力的人才愈来愈受到用人单位的青睐。发个指令才会动一动的“机器型”人才很难适应未来瞬息万变的社会环境，会更多地被挤进失业者的行列。

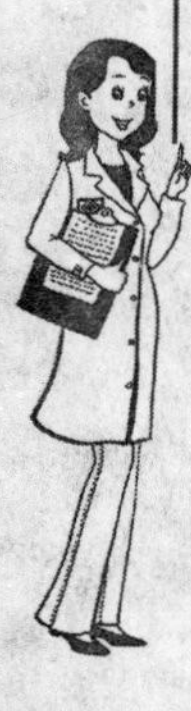

(5)只说不做的“喇叭型”：有些人似乎满腹经纶，经常谈些“非驴非马的东西”。似乎他只要一说，一切都在变。事实上，一切都没变。显而易见，这些“言语的巨人，行动的侏儒”同那些“少说多做”的实干家相比，在竞争中更容易失去一切。

(6)办事效率低下的“乌龟型”:默默无闻,看似忠实可靠的“乌龟”确实能唤起人们的同情心。然而,在已经出现的高节奏、高效率的残酷市场竞争中,那些动作迟缓,办事效率低下的“乌龟型”人才,将毫无疑问地会被激烈的竞争大潮所淹没。

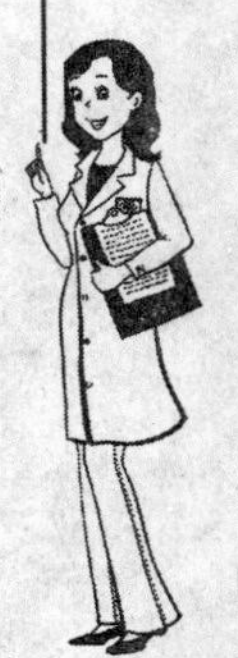

20. 别让高学历成为"紧箍咒"

高学历的光环，却常成为行走职场的压力。近几年来，研究生的大量增多和企业趋于务实的态度，使研究生的就业不再像当初那样美好。很多企业不再像过去那样"惟学历是图"，而是把实际经验和本身的工作能力放在学历之上。这也给很多盲目追求学历的人敲响了警钟。

春节过后，各地都掀起人才招聘的高潮。将于近期参加"京城职场新春国展人才招聘会"的北京一家电子企业的人事负责人沈先生对记者称，用人求"实"不求"高"已成为企业用人的新趋势。他说，除非企业有特别要求，一般都不需要高学历，以免无谓增加成本。他还表示："学历并非越高越好，最主要看岗位是否需要，有些岗位用了高学历的人反而会大材小用，人才也会干得不开心。"

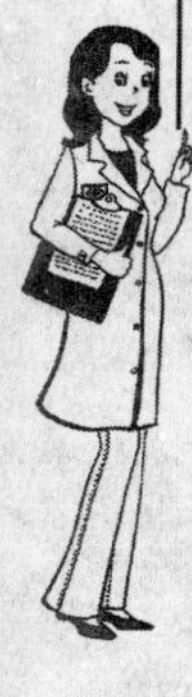

在职场中，高学历的负面新闻比比皆是。某大型企业集团从"双高"人才市场上选聘了一名某名牌高校的双硕士毕业生，这位被集团视若珍宝的"顶尖人才"，其工作成效却让企业大失所望。这位双硕士在几个部门工作后都被同事们称为学无所用，连一篇像样的研究报告也不能独立完成，加上个性较强，太自负，造成人际关系僵化。万般无奈之下，该企业只得请其另谋高就。

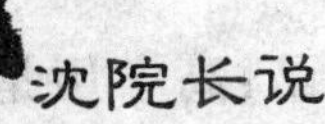

沈院长说

高学历者只有认清自己根本的价值，妥善规划人生目标，才是比较实际的。针对高学历压力，从以下三个方面提出应对措施：

(1)正确评估自身价值：以为高学历就可以高枕无忧、捧稳“铁饭碗”的时代一去不复返了。如今，揣着大学文凭在人才市场上屡屡碰壁者更不稀罕。拥有高学历，只能说明接受过高层次的教育，反映一个人有系统的专业学问或学术造诣，并不意味着能力强。在市场经济条件下，衡量人才的标尺是效益而不是文凭，高学历者在未能为社会创造出效益之前，要抛去自己身上天之骄子的光环，切忌躺在文凭上睡大觉。

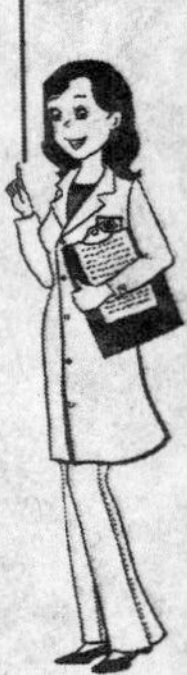

(2)不要拿文凭做靠山：有些人虽然学历高，但没有主动去思考，如何融进企业内部，为

企业创造效益，仅仅孤立地用高学历把自己架空起来，他们痛苦，企业也痛苦。高学历者优越感的客观存在是可以理解的，只是不要将其随意、浅薄地流露出来罢了。一些真正成为人才的高学历者，其成功的关键就在于有善于学习，勤于思考的素质，而不是仅仅靠着一张毕业证吃老本。

(3)从头学习，丰富自己：高学历是敲门砖，一旦这扇机会之门被敲开，就该放下包袱，从头开始，现在不是人才过剩，而是人员过剩，把自己打造成人才，绝对要假以时日。依照目前大学的教育方法与老师的水平，能从中得到一个观念体系就不错了，想学到解决实际问题的管理能力与技巧还是不现实的。作为这样的教育体制下出来的"产品"，高学历者一定要对自己有个正确的认识，到企业后，要一切重新开始，从头学习各项工作技巧，只有抱着这种"空杯"心态，学校里面学的理论框架才有用处。要对自己的职业气质、职业兴趣、职业倾向性进行评估，因为脱离个人职业定位，所有高学历将肯定变成一张废纸。根据个人职业定位，结合个人学习和工作背景，分析职业资质，确定职业发展

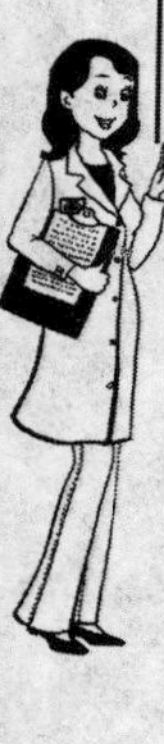

方向，然后制订合理进行职业生涯规划，并确定实施操作性强的计划。另外，在参加工作后，还要对岗位进行评估，个人优势在哪里，差距有哪些？只有获得科学和权威的信息，这条由职业生涯规划为核心的路线才能成功。

那么，对于企业来说，如何管理好这些富有才智的高学历人才呢？

(1)多听：一个高学历白领员工在识别优劣上可能不比蓝领工人快，作为他们的领导，应当不摆架子，要沉得住气，要多听，虚心听。

(2)尽量多表扬：一位优秀的主管应该维护部下的利益，即错误证据不足时要假定他们是好的，尽量多表扬；出了差错，即使责任不完全在自己也由自己承担，高学历员工对事物不轻易相信，很少崇拜心理。

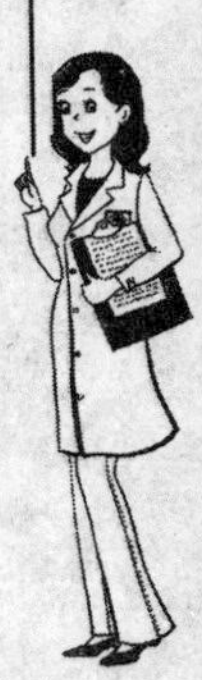

(3)要善于批评：领导必须善于表扬下级。但是，对那些恃才傲物的人进行恰当的批评，是难度更大的工作。可以采用以下语句，如“你能干得更好。事实上，有些工作，你已经干得很好了”、“我只是希望你把其余的工作干得同样出色”、“对你的同事，我也以同样的标准来衡量”……

高学历员工对于主管的工作内容往往也有一些自己的想法和主意。新主意与抱怨现状往往混杂在一起。经理必须适应这一点。当他们向领导表达出他们的想法后，不管是好是坏，领导一定要告诉出主意人意见已经收到。事实上，这种源源不断的出谋献策，对公司增强活力和更新来说都是必不可少的。

高学历人士是块被打磨过的粗钢，基础不错，他们有较强的学习渴望和学习能力，对新生事物敏感，正因如此，如果沉下心来磨炼自己，他们往往比学历低的人更容易出成就，进步也是快速的。

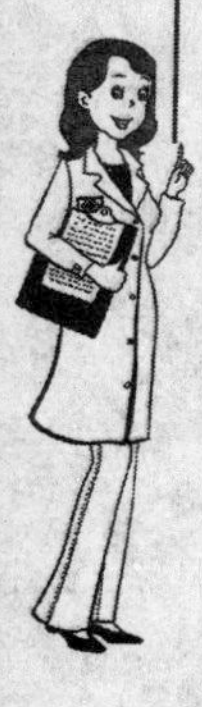

21. 职业生涯结束了，快乐仍在身边

国家行政学院领导人员考试测评研究中心工作人员从心理学角度出发，结合离退休老干部的特点，自编了《离退休老干部心理健康调查问卷》。调查结果显示：

(1)男性心理健康得分高于女性。

(2)66～70岁的退休干部人际更和谐。

(3)低学历的离退休老干部的心理健康状况更好。

(4)之前的职位高低不再影响离退休老干部的心理健康。

(5)中等收入的离退休老干部心态最平和。

(6)对生活感到满意的退休干部的心理健康水平更高。

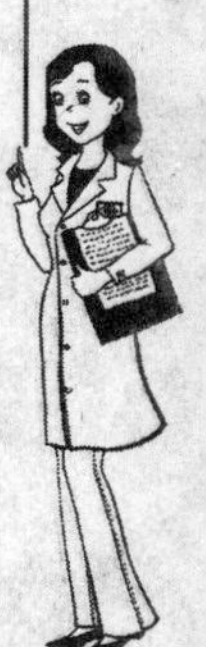

很多职场人在临近退休的1～2年内就会产生焦虑恐慌的心理，对自己未来远离单位的生活感觉无所适从。以前在某机关办公室工作的刘女士马上就要到退休的年龄，在同事眼中，她总是活力十足，对人对事都很热情，但是最近，她经常感到情绪低落，工作也没有干劲了，

她说："以后不用按时上下班，那我每天都干些什么呢？我不是和这个社会就失去联系了吗？"那么对于这些即将退休的人员来说，如何有效缓解心理压力呢？

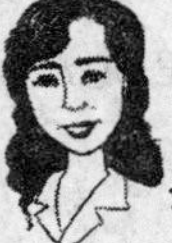

沈院长说

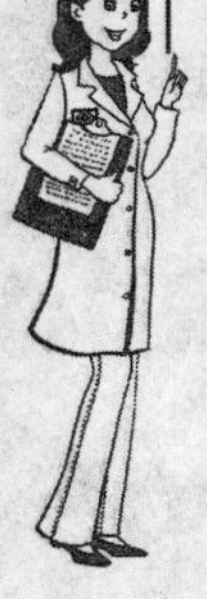

(1)对退休要有一个正确的看法：不管职位的高低，人总有退休的一天，这是生命历程中一个必经过程。有了这样的思考，就会将退休视为自然，心里也不会产生太大的落差。让心理与行为提前到位，在退休之前，适当地少管事，多找退休人员谈谈，做领导的少坐些公车，少一些应酬，同时，提前为退休后做什么事情做好思想准备。这样，一旦退休之后，就不至于如高空突然滑落下来一样，而是有了一个缓速运行的过程。

(2)调整认知，改变观念，优化心理情绪，使自己的思想境界更高些，更理智些：一个退休前抱着"发挥余热"观念的人，退休后并没有得到原来想象的尊重或未被"返聘"的就很容易造成心理不平衡，因而产生失落，抱怨等消极情绪。而持有“工作一辈子，可该享享清福了”这一观念的人，则少有大的情绪波动。

(3)要善于辩证地对待他人和自己：要看到自己在岗时的贡献与功绩，也要看到工作中的失误与不足；要为新一代的朝气与活力而高兴，也不要为他们的势利和狂妄而恼怒。

(4)知足常乐，避免攀比：很多老人的心情不好或情绪波动，均与攀比心理有关，如单位的待遇、福利，子女的工作、成就、孝顺与否，住房的大小，经济水平的高低等。其实知足常乐，我行我素，是离退休人员保持心理健康的重要标志。

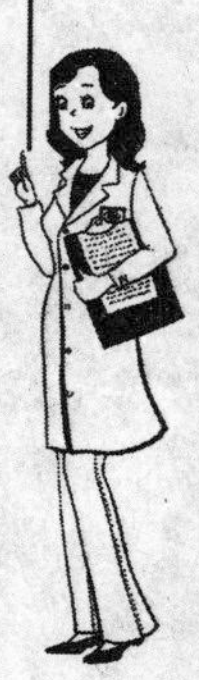

(5)要发挥优势，享受人生：有些人在以前的工作中的兴趣、爱好、专长没有能得到充分发挥，这正是第二春的潜力和动力所在。以此为切入点，每天安排一定的时间，在最得心应手的圈子内发展自己。

(6)与外界多联系，切忌封闭：思想需要切磋，感情需要交流，技艺需要磨砺，因此经常到亲友家转一转，聊一聊，经常给亲友们写写信，打打电话，既能开拓自己的思路和眼界，同时也会平添许多生活的乐趣。

(7)在家庭的范围内也要进行心理护理:家人要创建良好的家庭气氛。一个和睦相处,充满温馨的家庭,往往是退休老人战胜困难应对不良刺激的力量。

另外,社会的关注与支持也是对退休人员调整心态重要的补充。积极开展老年教育,建立老年学习班、老年大学,让老年人学习卫生保健知识,营养常识,常见病的预防和治疗等。鼓励退休老人要善于学习,要抱着老有所用、老有所学的态度,充实精神生活。事实说明,老年大学在实现健康老龄化中,能够发挥自己的独特作用。保持参加社会活动,发挥余力,如果退休之前是党政机关的行政干部,则可以从事个人感兴趣的社会活动或公益服务活动,如参加治安、街道居委会、市场管理等社会服务活动,这样既有益于社会,也有助于个人身心健康。

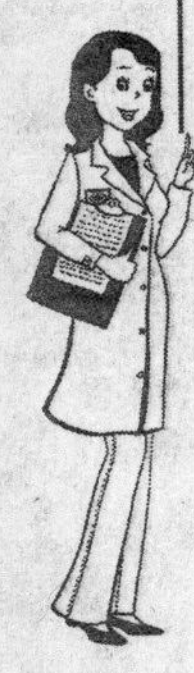

22. 薪酬和压力，高薪族的困扰

在外企工作虽然工作氛围民主，薪水很高，福利很完善，然而压力也很大。外企很少会有诸如“末位淘汰”的制度，也很少辞退员工，但它绝对不是一个养闲人和庸人的地方。完不成公司给你的目标就扣奖金，如果总是这种状况，工作自然很难开展下去。

来自一家知名保险公司的林小姐说：“很忙，经常要加班，公司并不鼓励加班，但没办法，你自己的事情没做完，只有拼命往前赶。尤其是第一年，在办公室过周末是常有的事，也别指望别人会帮你，每个人手头上的事都各不相同，就算想帮，也不知从何下手。”幸运的是，一年以后，林小姐工作上手了，事情也没那么琐碎，但压力还是不可避免。

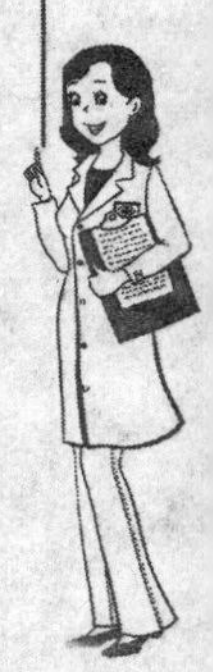

从上面的案例中，我们可以看出，那些在外企工作、薪水很高的人的心理压力很大。其实在每一个上班族身上，压力是普遍存在的，只是压力的类型不一样。

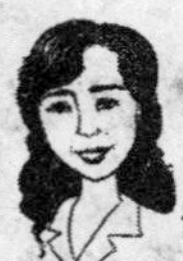

沈院长说

高薪族的心理健康问题越来越受到人们的重视。精神长期高度紧张，必然会导致焦虑、急躁不安、抑郁、心理障碍等心理问题。从生理层面上讲，高薪族精神长期紧张，会引起人的内分泌功能失调，从而极易导致心脑血管、神经和消化系统疾病，甚至可能导致过劳死。

高薪族之所以精神高度紧张，一方面是由于工作量确实大引起的，另一方面也和自身处理问题的态度和方法有关。如一些人以为只有拼命干，才能得到上司的赏识和加薪、晋升；还有的人对工作缺乏信心，常常担心自己被炒鱿鱼，或被别人超过等。在工作方法上也有问题，如工作不分轻重缓急，事无巨细都亲自干，工作效率低等。

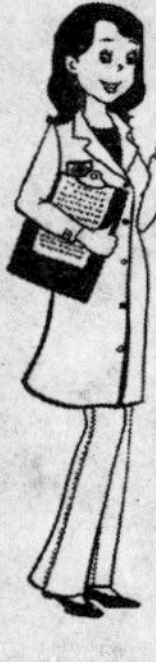

如何学会自我缓解压力，保持心理的平衡和宁静呢？本文提出以下几点建议：

(1)分析工作本身，评估薪酬待遇；进行有效谈判，做出正确选择；工作与薪酬都要合适。

若想缓解薪酬压力，要从找工作的时候就

应该做好评估。应该先评估工作本身是不是适合自己，然后下一步才是就这份工作评估薪酬待遇是否合适。

评估薪酬待遇，以便决定是否接受该职位。具体的做法是：需要收集一些具体的薪酬数据，包括：基本工资、签约奖金、年度奖金、迁居补偿、激励计划、利润分享、退休养老计划、费用报销、人寿保险、医疗及牙科保险、公车和私车补贴、俱乐部会员资格、协会会员资格。然后，写下你目前的薪资待遇项目。接下来根据这次求职目标，确定所期望的新的薪资待遇。而后，推算你目前的生活成本及财务需求（不是欲望），并确定可接受的最低薪酬待遇。有时公司所提供的工作是你梦寐以求的，但是薪酬却远低于你的目标值。只要不会导致财务损失（即现金流低于生活成本），而且这份工作会为你的职业生涯打开新的局面，或迁居到你所向往的地方，那么接受这份工作可能是个不错的决定。

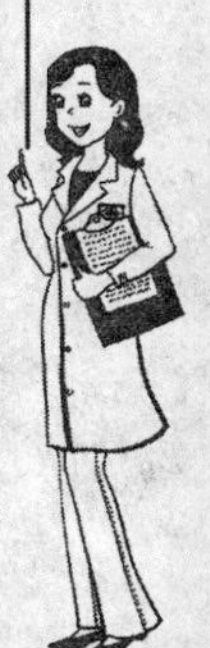

（2）合理评估自己的价值，提升自己的核心竞争力和价值，争取从人力资源变为人力资本。

自我评价评估办法有很多，最简单的就是列举你的优势和劣势并举例说明，这也是面试时考官经常爱问的问题。我们每个人都有自己的价值和价值观，一旦我们知道自己的核心价值和竞争力在哪儿，就要去想办法提升，争取早日从人力资源变为人力资本。

(3)高薪族要注意调整完善自己的人格和性格，控制自己的波动情绪，以积极的心态迎接工作和挑战，对待晋升加薪应有得之不喜、失之不忧的态度，通过这些以提高自己的抗干扰力。

(4)高薪族应该学会自我调节，及时放松自己，如参加各种体育活动；下班后与家人、朋友聊天；双休日出游；可以利用各种方式宣泄自己压抑的情绪等。兴趣多样，一方面可及时地调节放松自己，另一方面可有效地转移注意力，使个人的心态由工作中及时地转移到其他事物上，有利于消除工作的紧张和疲劳。另外在工作中也可以放松，如边工作边听音乐；与同事聊聊天、谈谈笑话；在办公室里来回走走，伸伸腰；临窗远眺，做做深呼吸等。同时在复杂紧张的工作中，应保持心理的平衡与宁静。这就要求高薪族应养成开朗、乐观、大度等良好的性格，为人处世应该稳健，要有宽容、超脱的心胸。

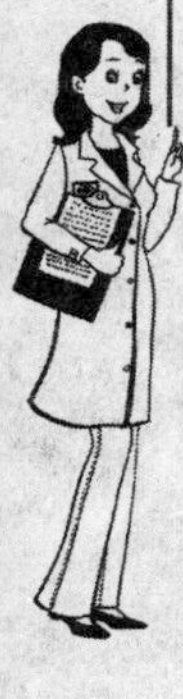

(5)要合理消费，学会理财。有些人月入数

千，仍然两手空空。好多时候人们不是无财可理，而是不会花钱。只要懂得正确而巧妙地花钱，理财并不难，因为理财也是另一种意义上的“花钱”，只不过花钱了有收益。对于有比较高的收入但却过度消费的“月光族”，投资理财的解决方案是：强制储蓄，分租住房，计划开支，增收节支，投资理财。没有成家的“单身族”，无家庭负担之忧，若不急于结婚，最好将钱存入银行。可采取零存整取的方法，逐渐积累起一笔能够灵活运用的钱财，并把它作为投资理财的基础。

(6)积极调整心态，保持乐观，学会压力管理，借助心理学的工具来帮助自己走出困境。

面对薪酬压力，我们除了衡量自己的投入产出比，评估工作和我们自身的价值，合理消费和理财之外，还能做的就是积极调整心态，保持乐观。

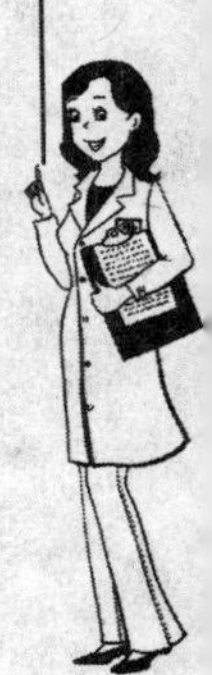

23. 赶走节后上班恐惧症

一些职场人士在长假过后，面对即将到来的工作日，心理上有着微妙变化。

很多人都有这样的感慨："想到明天就要上班了，我就有点心烦。其实，每次春节后，总有点'上班恐惧'，工作时精神难以集中，容易疲惫，还会有点情绪化。从过年时的放松娱乐到工作时的紧张忙碌，真是难以进入状态。"

而几乎整个春节假期中，白领林小姐都是在与同学、好友聚会中度过的。现在，假期将要结束，面对又要回到独居的状态，她感到心里空荡荡的，忍不住想给刚聚会完的朋友打电话，一起回味聚会时的快乐，不想面对节后依旧朝九晚五的生活。

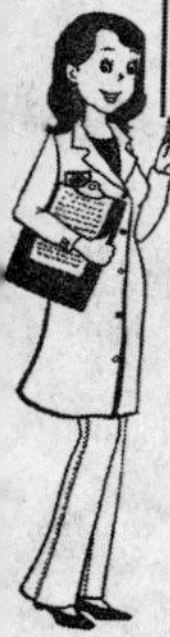

越来越大的城市逐渐拉远职场中你我的距离，春节假期使得很多人找回了久违的亲情友情的温暖感受，但节日毕竟是短暂的，节后重返职场的我们该如何应对这种"节后上班恐惧症"呢？

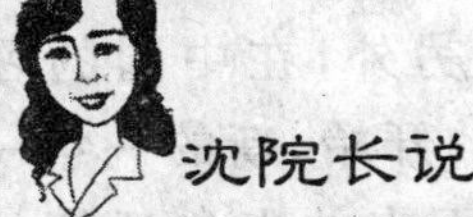

7天的休息，让原本整天辛辛苦苦的上班族来了个大喘息。可长假结束，回到工作岗位后，很多人并不能精神抖擞地投入工作，反而患上了“节后上班恐惧症”，节后综合征是近几年来比较常见的问题，一般在生理和心理两方面都有表现，生理上表现为疲劳无力，消化系统问题、厌食腹胀等，而心理往往表现为对上班的恐惧，焦虑不安，无精打采，注意力不集中，工作效率下降，迟迟找不到上班的感觉，总幻想再多放几天长假好好缓缓，这被专家称之为“节后综合征”。产生这些心理问题的原因有几种。

这些职场人平日在工作中的压力就很大，所以他们把春节的7天假期当成集中释放压力的机会，在饮食上大鱼大肉，在娱乐上和朋友通宵看电影，唱歌，玩麻将，还有一些人去国外旅游，如果这些娱乐方式掌握适度，不失为是好的放松方式，但如果放松过度，就会造成负面的影响。

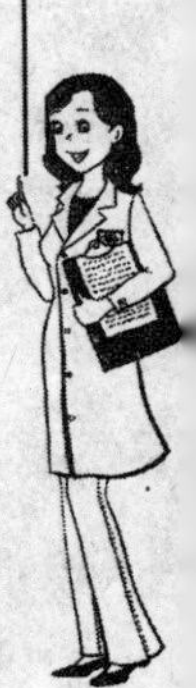

在放松之后，人们对重新再紧张起来的生

活有很强的不适应感，甚至想起节前紧张的工作节奏，就会心生恐惧。另外，在中国的习俗上，春节过后才是新一年的开始，新的一年一般都有新的工作内容，随之而来的也包括新的压力。人们在心里要调整适应新的工作内容和压力。

而这种“节后恐惧症”在工作压力较大并且对工作不很满意的人群当中表现得更为明显。其一是由于平常的工作压力太大，不可预测经营环境，市场竞争的不断加剧，利润空间的无限压缩，竞争对手不断涌现，同事和部属的挑战，使得职场人的拼搏都到了“极限状态”，即使这样职业瓶颈仍然难以突破，成功的目标遥不可及，自身的心理疲劳、自危无助、节律失调、精神不振，过分的压力让他们累了、乏了、倦了、烦了、够了。这样就让自身的放松变得不那么容易，可能在长假的第四天或者第五天才调整到生活状态——标志是可以睡睡懒觉了。

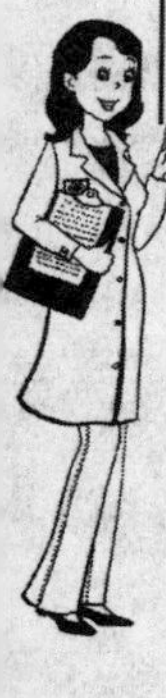

而这类人本来对工作就有很多不满，7 天长假，心情转换之后，对工作、老板、同事有了一些新的考虑，有换换地方换换心情的想法了。从现实看，每年春节之后都是跳槽高峰，和长假

的心情沉淀有关。春节后一上班，又听到很多同事、朋友跳槽的消息，对自己的心情可能有更多影响。

应对节后综合征，我们应该意识到一张一弛文武之道，有紧张的时候也应该有节假日的休息时间，工作是为了我们更美好的人生，而休息是为了更好地投入到工作之中，我们要用平和的心态面对新的一年和新的工作。同时，我们可以从以下几方面来进行调节：

(1)想工作先收心：要抓紧时间“收心”，从生活到作息都要调整，将自己的体力和心态都调整回工作上去。

要认真调节生物钟，长假玩乐过度，甚至通宵喝酒打牌等，打乱了人体正常的生物钟，结果“睡眠紊乱”就会找上门，可通过休息或给身体补充营养得到解除，要做到起居有序，要保证有足够的睡眠时间。早睡早起，并积极锻炼身体，如步行、慢跑，让自己心跳加快并出汗。适度调节自己的状态，使自己的身体比较适应快节奏工作。上班前可以洗个澡消除疲劳。

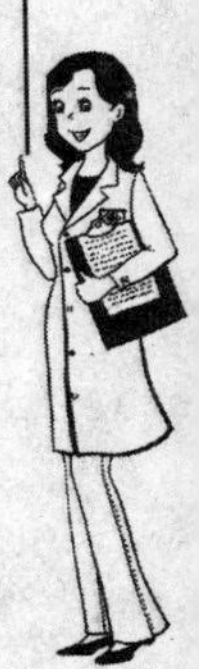

如果工作时注意力难以集中，工作效率是不会高的。可适当去散步、听音乐，或喝杯咖啡，总

之千万不要强迫马上投入较复杂的工作。可尽量安排压力较轻的工作，逐步让松弛的"弦"重新绷紧，找回状态，长假后一样斗志昂扬。

(2)调整心理赢个好开局：建议上班族应当未雨绸缪，适时转换"角色"。适应更快的变化节奏，就像跳舞一样，曲子换了，节奏和步伐都要转换。给自己敲个警钟，有一个清醒的认识，让自己以良好的精神面貌去迎接新的开始。毕竟时间不等人，俗话说"一年之计在于春"，能抓住春天的时光，对想要在一年出成绩的职场人来说，也就是意味着赢得个好开局。

多想想节后的工作安排和今年自己的工作目标。春天励精图治，秋天才会有丰硕的工作成果，才能逐步去实现自己职业上的梦想。长假生活失衡必然导致人生理反应和心理反应失衡，节后重新让自己的生活规律起来，调整好自己的"心理假期"。

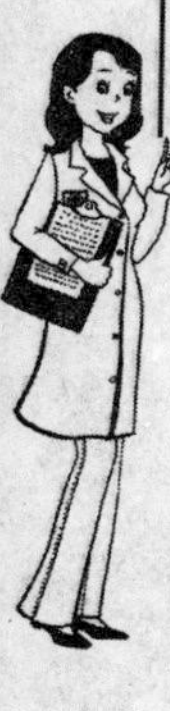

(3)有意识给自己施压：节后要为自己的工作做好计划和安排，也可以看看今年的计划与工作任务，给自己安排多一些的工作，给自己多一些压力，让稍大一些的压力带你进入工作状态，压力会让人感觉不舒服，但是压力还能带你

重新找回工作的节奏，从而让自己可以快速恢复以往的工作状态。对于某些工作性质的上班族可以安排一些外出工作，例如销售人员可以安排外出拜访客户，其他的人员还可以安排外出考察项目、出差等。

从另一方面，建议单位领导可以做出一些安排协助员工恢复工作状态，例如，单位可以帮助员工快速制定工作计划、安排各项工作，可以利用一到两天时间召开工作会议、业务研讨会议等，也可以安排员工进行内部的培训交流或为员工制定全年培训计划，总之要给员工一个状态调整的过渡环境和时间。

另外，面对新的一年职场人还可以为生活设立一些新计划，让自己新的一年有新的亮点，比如读一本好书，爱上博物馆，听音乐会，看电影，培养某项体育爱好等，来调整新一年的状态。最后，劝告平时忙于工作的职场人，和亲朋好友的交流不要仅集中在节日，平时也要经常和亲朋好友聚会、通电话来加深感情，享受亲情友情的温暖。

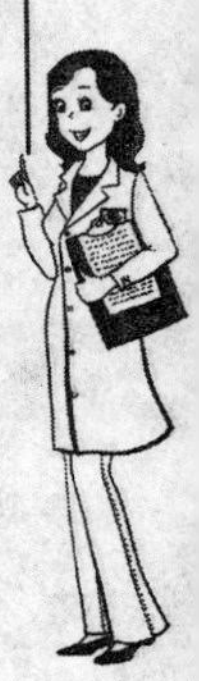

希望大家能够保持身心健康，让自己用阳光的心态迎接新的一年。

24. 改变思维方式，征服升职压力

某知名通信公司云南分公司的行政助理王小姐最近被升为分公司经理，她坦言："升职之后，工作的性质、压力立刻不一样了。以前我只负责财务、仓库管理等工作，现在我除了这些工作，还要对手下的8名员工负责，并经常跟其他分公司经理交流，撰写周报、月报、年报，参加电话会议。"王小姐感觉在这些工作中，管人是最难的，如何在同事中树立威信，实现身份转换，成为她在新的一年工作上的一个困扰。

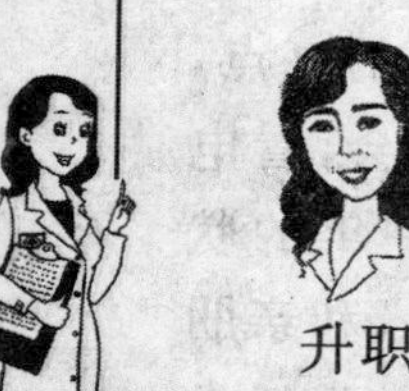

沈院长说

升职升级后，职场人士会感觉到一种最直接的压力——工作量的增大，责任的加重，几乎毫无例外地会遇到因为职责的突然增加所带来的巨大压力。需要管理的事情突然变得这么多，纷繁复杂，几乎所有新被提升的主管们，都要经历一段漫无头绪，手足无措的磨合期。

处在领导层面上的人，如果领导风格和技巧落后，个人魅力下降，不能促成团队功能的改善，自身和企业都将付出沉重的代价。所以，需要不断提升自己的领导能力，在公司里架起一座与人沟通的桥梁，不断扩大自己在公司、在社会的人脉圈。但职场人士由于精力有限，对自身知识局限性的担忧，对辜负公司期望的焦虑，会加重自身的压力。职位升迁之后的职场人士，要通过自身调节应对这种压力。

内在方面，晋升压力的主要构成是不自信。相信企业不会无故提拔你，也相信自己可以逐渐做好管理类型的工作，不要在做管理的初期给自己制定过高的目标，也不要过于在乎人们的评价和态度，这些只会给你带来更多的挫折感。

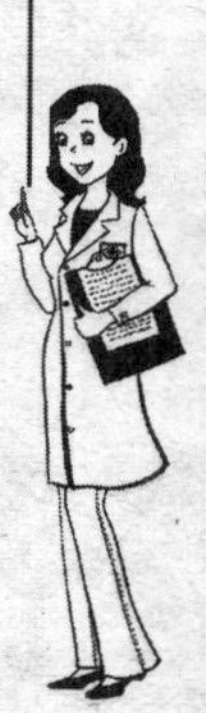

外在方面，开始逐渐建立起管理者应该有的思维结构。被提拔为管理人员后，所面临的不再是某个具体的工作职责，而是更多内容的复杂局面。所以首先告诉自己不要乱了阵脚，关键要搞清楚以下几个基本点：部门的具体职责、目前部门业务运转状况、部门成员及各自的特长与特点、上层对自己的期望等。在这些基本信息都基本掌握之后，找到部门目前的关键问题所在，从小的范围开始做起，也可以从自己比较擅长的方面做起，逐步在部门内树立自己的威信。

在人际关系方面，晋升后，对昔日的朋友要以适当的距离维持友谊；对资深的元老型同事要敬重如初，礼贤下士；对昔日的竞争对手要尽弃前嫌，委以重任；面对嫉妒心重的同事及下属要宽容相待，适当尊重。

尊重是维护良好人际关系的前提，要做到尊重，需要注意以下几个方面：用你的行为树立一个榜样，舒缓紧张的局势；不要作出你无法实现的承诺。低调承诺和低调陈述要好于夸夸其谈和过高承诺；尽可能保持愉快的心态和姿态——经常对众人微笑；做一个尽可能好的听众；为自己的错误承担责任，而不要掰着手指找原因；避免在愤怒中作决定。最重要的是控制你自己的情绪，凡事学会先思考，再做决定。

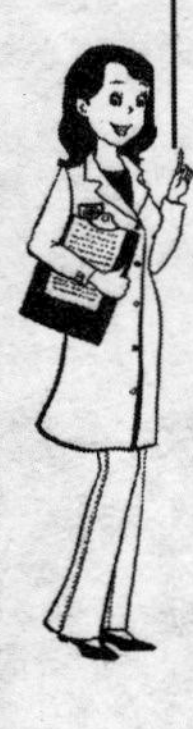

另外，还可以通过改变思维方式来征服压力。例如，王小姐升职后，可以将荣誉归于集体，巧妙地为自己缓解很多压力。赞扬集体的人一般都很杰出，这一看似矛盾的现象在整个商业领域很有意义，表扬集体可以更好地激发其他员工努力工作，很多人借此达到顶尖的管理水平。当你说："我的团队业绩很出色"，这实际上暗含着更深层次的含义。你的上司知道，团队出色是因为有一个好领导，当你赞扬团队时，你的领导能力很出色，也为自己积蓄了下一次晋升的前提，且形成了良好的上下级关系。

王小姐还可以通过改变自己的行为来征服压力。最主要的行为领域有三个，分为社会支持、自信和实践管理。研究表明，社会支持网络很重要，能对压力起到缓冲的作用。假如你选择了能与你说话的合适的人物——一起工作的同事、家人或者朋友，他们可能在必要时为你提供合适的指导和支持。而自信的行为设计能够在必要时要求你想要的东西，坚持自己的主见，适当地发点牢骚，保护好自己和能给别人提出具有建设性的反馈意见。同时，如果你能成功地管理自己的时间，那么你就更可能控制和征服家里和工作中的大多数压力，从而成功地解决工作和家庭冲突。

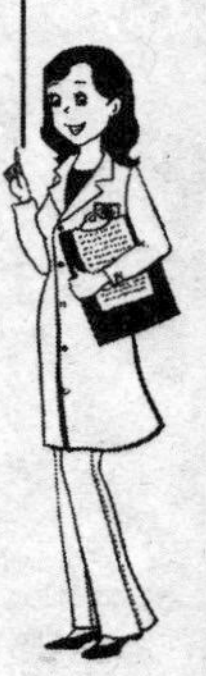

25. 转行，不能完全解决职场问题

小林是一家网站的编程员，她年轻漂亮，收入颇丰，由于专业技术过硬加之积极认真的工作态度，很得领导的赏识，下一步可能还要晋升。在外人看来，小林可谓是春风得意，理应自信快乐。可谁都不会想到，在小林的内心深处已潜藏了一个很久的苦恼，她早已厌倦了这份工作，日复一日的电脑操作使她除了感到单调机械外毫无兴趣可言，这进一步激发了她心目中的文学梦。她渴望自己成为一名记者或作家。现在的单位令小林最为不舍的是她有高额的收入。目前小林内心矛盾重重，难以抉择。

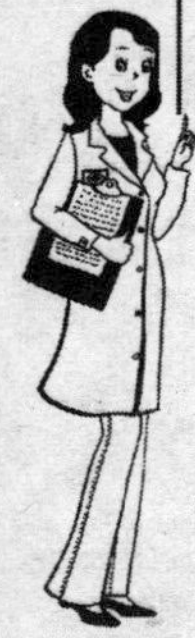

沈院长说

在职场中，谁都希望自己的第一份工作就是自己最喜欢的，并且能够在这个行业内从一而终。然而现实却并非那么完美。有的是为了

就业而先随便找一份工作；有的是做的时间长了，产生了厌烦感。但与其在一份自己不喜欢的工作中碌碌无为浪费时间，还不如转行做一份自己喜欢的工作，于是很多人在这个过程中选择了跳槽，甚至是转行。

但现实生活中不难发现，很多人转行是比较盲目的。他们把转行视为摆脱暂时的职业生涯困境的救命稻草，然而这根“稻草”不仅没能带来他们事业上的发展，反而使他们从一个泥潭掉入另一个泥潭，出现职业中的滑坡现象，让人陷入无止境地焦虑、抑郁，从而感受到巨大的压力。

职场转行风险主要有四种类型：

(1)定位不清：在职场中，有为数不少的人士在择业时并没有清晰的定位，大多数随波逐流，或者受高薪诱惑，因而往往容易出现这样或者那样的问题。许多人转行只看薪水的数字，脑袋一热便放弃了自己苦心经营多年的本行，转入一个陌生的领域，这样被金钱诱惑的转行非但不保险，还可能是个陷阱。在这种情况下考虑转型，同样也会因为缺乏通盘考虑而盲目行动，同样也会遭遇种种困难。

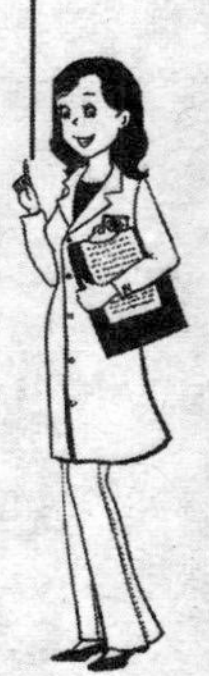

(2)对职业的研判不够透彻:在转型时,的确有一些职场人士做了一些准备工作,如技能、知识方面的储备,但令人遗憾的是由于自身或者其他一些原因,所做的准备工作并不能真正为职场转型服务,也就说等于做了无用功,其中最大的原因在于对将要转过去的职业了解不够深入透彻。

(3)转型跨度过大:有些职场人士转型的跨度过大,前后两个工作几乎没有任何关联,比如一个从事软件开发的工程师,改行做财会。在他看来,这样的转型之所以存在巨大的风险,主要是因为职业属性的差异性过大,此前的积累对后一种工作几乎起不到任何帮助,而等于要从头再来,因此风险肯定不小。

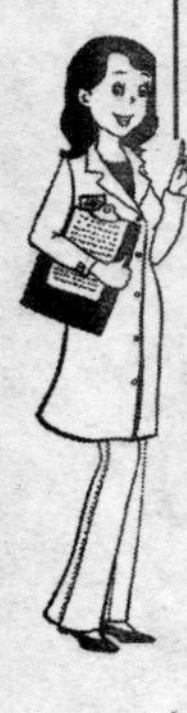

(4)过于自信:自信并非坏事,但是过于自信便是坏事了。

总结转行成功者的经验,可以归纳为 7 个方面:

(1)找准职业定位和发展方向:这是避免盲目转行最重要的一条。转行前一定要对自己的职业发展做一个全面的规划,以降低转行带来的风险。这就包括我们要在了解行业前景的基础上给自己一个明确的定位，认真分析自己的各项能力孰强孰弱。例如：你的核心竞争力，你的客户群，你的个人兴趣、特长、气质、性格等都要考虑到。同时，认真分析自己是否已处在了转行的最佳时期，现在转行是否有必要。要先行挖掘自己的职业气质、职业兴趣、职业能力结构等方面的因素，找到自己的职业潜力集中在哪个领域，只有找准方向才能最大限度地开发和发掘自己的潜力。

(2)看清目标行业的发展趋势：主动、全方位地了解目标行业现状和前景，毕竟朝阳行业才更有前途，也能给你这位新人更多的机会。俗话说隔行如隔山，不能仅仅靠报纸或者杂志介绍，比较理想的做法是向目前已在该行业供职的朋友打听，以便获得可靠消息，打听的内容包括升迁制度、薪资状况等各个方面，多多益善。

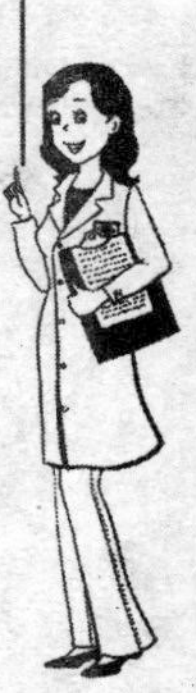

(3)剖析自我，认清自己的优势和不足：假如不能准确地为自己定位，不清楚自己强项弱项，只是盲目跟风或跟着感觉走是绝对不行的。要掂量一下自己的职业含金量，认清优势在哪里，优势是否足以帮助我在新的行业站稳脚跟，

我的弱点在哪里，有什么方法可以尽快提升？

(4)看自己与新行业是否匹配：在自己与新行业之间寻求共同点，一般来说，知识技能、客户群、工作内容三方面中有一方面有共同点就等于有了转行的基础，比如原本是做销售的，从日用品改行做医疗器械，虽然行业变动了，但工作内容相似，就比较好上手；或者，自己的专长、兴趣与目标行业有一定的关联性，也是转行的基础。

(5)找到最佳的转型切入点：确定要转行之后，还要找到一个切入点，这是决定你能否走稳走对转行第一步的关键。找准切入点不是件容易的事情，这需要你对新行业、新专业的知识与技能有足够的掌握，对新行业产品信息有充分的了解，还要懂得使用高效、专业的求职方法，利用身边的一切资源。

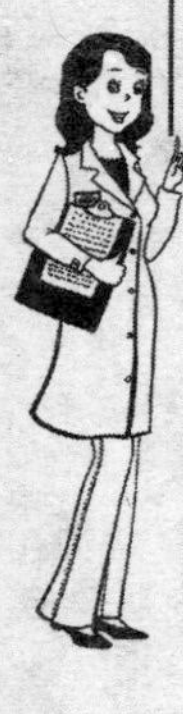

(6)当机立断采取行动：在原有领域走得越远，转行的难度也就越大。一旦确定了必须转行，那就不要再犹豫，因为等待、观望的时间越长，付出的代价也就越大。这个时候，建议不妨换个角度思考问题，把这一切都看成是投资，你并不是在换工作，而是在对一新领域进行投资，捷足先登者自然收益大。

(7)适应期避免患得患失:患得患失得不偿失。转行不同于跳槽,跳槽可以为新企业在短时间内创造价值,而转行的人往往需要一段的适应期,卧薪尝胆,而缺少耐心、没有放平心态就使许多转行者半途而废。

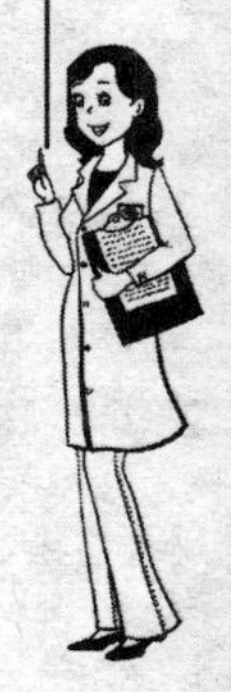

26."绝望主妇"如何追求事业家庭的平衡

很多职场女性都有同样的困惑：每天时间都不够用，没有自己的时间。

在一家外资公司做行政经理的琴抱怨自己快要成"绝望的主妇"了。"自己要有三头六臂，在单位要保持领导形象，回家又要成为完美的太太、妈妈和女儿。"

琴每天下班回到家，要做饭、做家务，陪女儿做作业，然后督促女儿练琴，晚一些要给女儿洗澡，还要照顾身体情况不佳的爸爸。尽管老公有时能帮点忙，但自己每天也都要忙到10点半。然后自己才能在沙发休息一会儿，看两眼电视，洗完睡觉也快12点了。想找点时间看看自己感兴趣的杂志和书都很难。

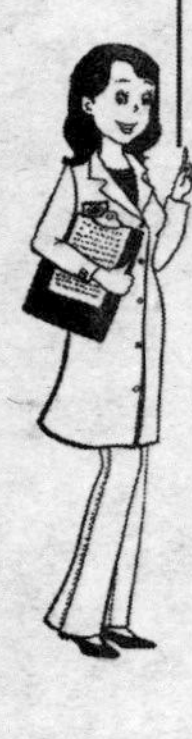

往往躺在床上之后还会去回想白天的工作，老板今天的话到底是什么意思，明天要开的3个会的会议内容在脑子里大致过一遍等。虽然身心疲惫，但有时越想越兴奋，久而久之就陷入了失眠状态。

琴感觉自己越来越累，她很想找回自己的

时间，却又苦于自己身上的社会责任和家庭责任哪样都放不下。新的一年到了，琴很想知道自己能够从哪些方面改善自己的心理状态？

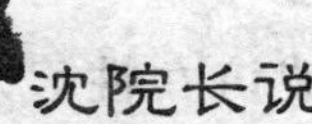

沈院长说

上海市总工会女职工部 2008 年 3 月公布的《上海高学历女性群体状况调研报告》显示，九成“三高”女性面临着事业、家庭的种种压力与困扰。“三高”即高学历、高职务、高收入。调查中，尽管有超过七成的女性表示，过去 5 年间生活有所改善，但依旧有近九成的女性感受到了来自生活和工作的重重压力。

当被问及“目前最大的忧虑”时，23％的被访者认为“房价太高，自己没能力改善住房”；17％的人感到“竞争激烈，自身素质难以适应”；12％的人认为“报酬太低，难以改善生活”；9％的人担心“下岗失去工作”；4％的人感到“找工作越来越难”等。

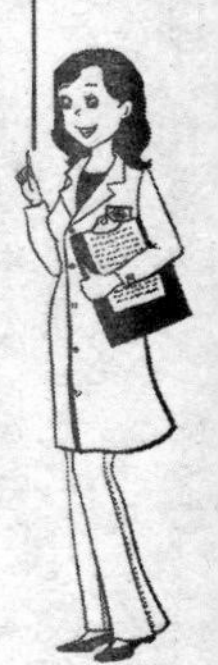

关于工作，多数被访女性表示“压力有的来自职场竞争，有的来自岗位的技术更新，有的来

自工作节奏快、任务繁重等”。此外，在被访女性中，短时加班现象不仅比其他学历的女性高，且较为普遍。调查显示："三高"女性"有时加班"的比例是65％，"经常加班"的达13％，工作压力迫使她们延长工作时间以更好地完成工作任务。

关于生活，绝大多数被访女性表示压力来自家庭角色的适应。由于"三高"女性对子女呵护程度较高，导致孩子择校、择业的竞争，也成为她们沉重的心理压力。此外，由于工作繁忙，无法很好地照料老人和孩子，这也令不少女性倍感愧疚。

另外，缺少发展平台、缺少学习机会，这成了多数"三高"女性面临的职业瓶颈。调查显示，63％的"三高"女性在近5年中没有晋升技术等级和职称，而在近5年调动工作的人中，有85％的人表示，"是为了寻找更好的发展机会"。

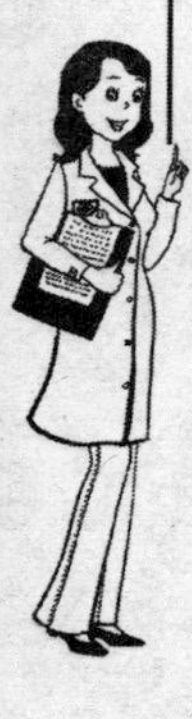

调查中，"三高"女性非常关注自身的职业发展，希望自身的能力和水平在工作中得到体现。而目前，女性在中高层管理人员中的比例还普遍较低，尤其在高层管理人员中占的比例则更少。在部分单位，中高层管理人员中，女性所占比例还不到 1/20。有些行业对女性晋升要求较高,使得不少“三高”女性在职业发展时遭遇“玻璃天花板”。

当今社会,各行业都有女性活跃的身影。和男性一样,职业女性也要不断地拼搏,才能跟上时代飞速发展的步伐,她们要面临来自不同方面的工作压力和工作任务。比尔·盖茨曾经说过,微软距离破产只有 18 个月,老板对于企业的忧患意识,以及职员对于自己职位的忧患意识使得大家都不敢慢下脚步。而知识的发展也是日新月异,所以,除了做好本职工作,职场女性们还要时刻关注职业发展的动态,以及本专业内最新的知识技能。

同时,家庭是女性的避风港,是竞争激烈的社会中的一片绿洲,女性不能忽视家庭,因为没有事业的女人不具备独立的人格,而缺少家庭关爱的女人无法拥有完整的人生。

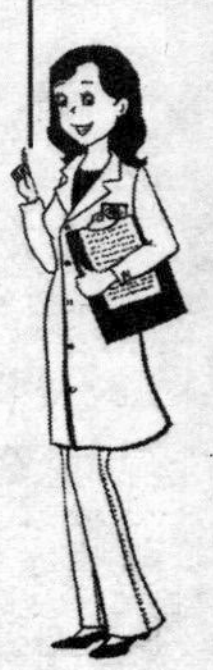

文中的琴和众多的职场女性一样,都担负着多种的角色。所以,难免会觉得每天的时间都不够用。

因此,建议她首先对于每天要处理的事务列出计划表,科学合理的安排工作。处理事情应该依照紧急重要——重要不紧急——紧急不重要——不重要也不紧急的顺序来合理安排。每天早晨上班后，把一天的工作理出头绪，这样事情多的时候就不会感觉忙乱。今日的工作今日完成，结束一天的工作时，还要把明天的工作安排好。切记要把工作关在家门以外。家应该是一个放松的地方，是一个享受天伦之乐的地方。

另外，家务活也是一门艺术，也需要科学合理的安排。琴在自己承担大部分家务的同时，还要充分调动家庭成员的积极性，进行分工，如要培养女儿的独立性，让她自己做作业和洗澡，因为孩子太过依赖父母不利于他们健康成长。对于家务，还应该多想出一些简便办法进行替代，晚餐不要做得太丰盛、太油腻，可以适当买一些半成品，或者在附近比较好的饭馆订餐。恩格斯曾经说过，妇女只有从繁琐的、令人窒息的家务事中解放出来，才是真正的解放。

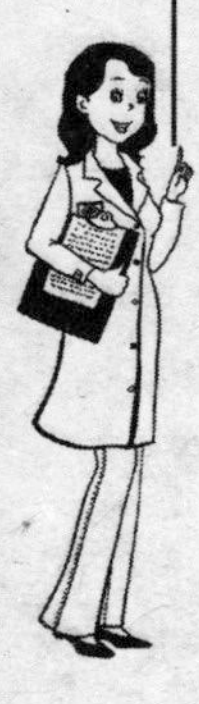

很重要的一点是女人要学会关爱自己，每天给自己安排半小时到1小时左右的时间来放松心情，看看杂志，看看电视，提高自己的修养和知识量。职场女性是需要终身学习的。

失眠已经成为困扰白领女性的流行问题。睡眠对健康的影响是非常重要的。应放松自己，按时睡觉，睡觉之前不要去想那些令人焦虑的事情。还有食用一些对睡眠有帮助的食品，如牛奶、酸奶、苹果、小米粥等。还建议琴在睡前一小时，可以做一些柔和的运动，如慢走，在睡前半小时可以用热水泡脚15分钟都是不错的方法。

作为一个现代职场女性，事业固然重要，事业是你的舞台，可以展示你人生的风采，需要你拿出自己的很大一部分精力去对待。但家庭是你的避风港和安乐窝，和谐的家庭需要夫妻双方共同营造，而女性在家庭生活中起着重要的支撑作用。

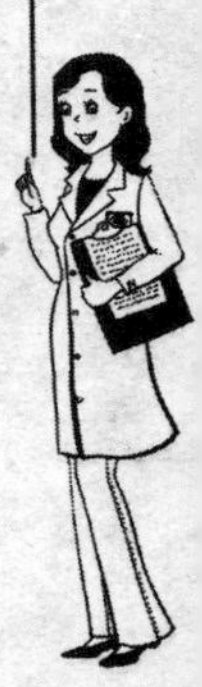

我们经常听到“女强人”这个称呼，其实它算不上褒义词，它包含了另一层意思——缺少女人味。女人应该如水、如花，女人的温柔善良，善解人意，决定了其掌握着职场人际关系的独特的解决方式。但凡在职场与人为善，在家庭里也能够相夫教子，撑起半边天。人生的路是漫长的，如果想成为幸福的女人，就要做爱生活、爱家庭、爱自己的女性。

女性拥有健康的身心是处理好事业和家庭的前提，职场女性在忙于事业兼顾家庭的同时，千万不要忽略自己的身心健康，学会放松自己，一张一弛，文武之道，关爱家庭的同时不要忘了关爱自己，给自己一片天地，多培养自己的兴趣爱好。

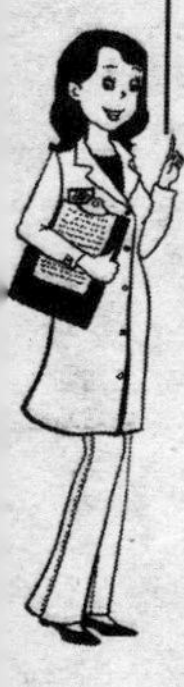

27. 笑得多会轻松很多

日本知名女星饭岛爱被发现在东京家中自杀身亡，其自杀原因还在进一步调查当中。她的自杀再度引起人们对演艺人员心理健康状况的关注。近年来，因为心理问题最终走上自杀道路的艺人越来越多。2008年9月8日，韩国男星安在焕车内自杀，10月2日，韩国女星崔真实被发现在位于首尔束草的家中自杀死亡。中国台湾地区的选秀节目《星光大道》女选手黎础宁11月12日晚间于汽车内引废气自杀……我们所熟知的翁美玲、张国荣等知名艺人，都是因为个性多愁善感，不善于自我解脱，最终选择离开人世。

是什么原因让这些艺人在生命最璀璨的时候选择结束自己的生命？演艺人员应该怎样预防和避免自己的心理问题？

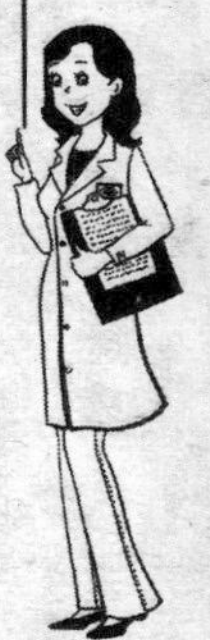

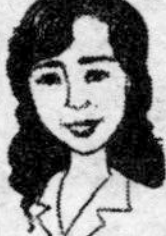

沈院长说

笼罩在耀眼光环下的演艺明星们，在大幕落下、洗尽炫华之后，其真实的内心世界往往鲜为人知。在现实生活中，不少艺人的生活其实很封闭，也很单调，在他们身边，往往只有家人、经纪人值得信赖，可以真情倾诉，许多明星都依赖安眠药，有些极端的明星，甚至依靠吸毒来释放自己。正基于此，他们的心理和一般人比较起来也更加敏感、更加脆弱。

演艺人员受到不良的心境影响时，首先应该认识自我。现在许多走上演艺道路的年轻人看重的是明星的风光与荣耀，以及成为明星所能获得的经济利益。但是，想出名并不是一个健康的目标，这只是付出劳动所得的回报。所以要经常了解自己的心声，时时给自己添一分远见、一分清醒、一点对现实更为透彻的体察和认知。只有在认识自己之后，你才能自信起来，坚强起来，成为强者。

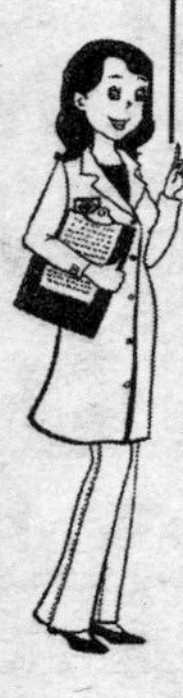

其次要勇敢面对挫折。没有任何一个艺人的成名是一帆风顺的，每个明星的成长之路都

是从小角色起步的，每一寸成长都要付出成倍的代价。其实一时的失败并不可怕，可怕的是失败带来的消沉、放弃。要抱着感恩的心态面对失败，每一次都是学习进步的机会，不要只抱怨环境的不公平，要看到自己身上的不是，并积极努力地完善自己，这才是面对挫折的勇气。

在自己情绪出现问题时，要主动想出办法疏导不良情绪。下面介绍3种方法供大家参考。

(1)转移注意力：很多人认为要学会控制，但这并不是最好的答案。情绪就像一个任性的孩子，你越要控制他，往往越会适得其反。一旦释放出来，后果不堪设想。因此，最好在释放前就转移注意力。可以采取某些方法，如有人生气时就数数，慢慢的数，可能只需要几个数字就会感到情绪的潮水已经过去。不良的情绪有时也是不容易控制的，也可以试试迂回的方法把自己的精力和注意力转移到其他的事务中去，使自己暂时换一种心境。艺人周华健的情绪状态也曾经受到过很大的影响。在偶尔写不出歌的时候，他就专心做网站，找一个出口满足自己。

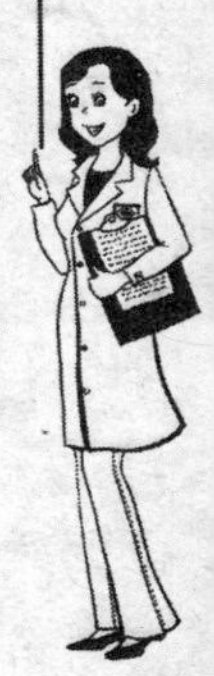

(2)自我宣泄:"隐藏的忧伤如熄火之炉,能使心烧成灰烬"。如果到了委屈至极或痛苦难耐的时候,就放声大哭一场。哭本来就是感情的宣泄方式,不哭不代表你就坚强,只能说你不会表达自己的感受。当然,大笑也是很好的宣泄方式。艺人杨千嬅被戏称为"大笑姑婆",平时遇到压力时选择以笑减压,并称很有效,"笑得多会轻松很多"。而歌手孙楠就自称主要靠运动减压,踢球时可以在运动中和队友配合、交流,非常愉快;滑雪时可以在滑雪中体验到刺激;而赛车时可以完全忘记自己是个歌手,完全忘记娱乐圈的压力。

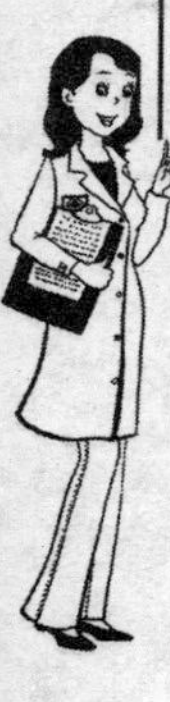

(3)寻求帮助:遇到心理压力时,大多数艺人选择沉默,把苦埋在心里,但这样做只会越来越苦。而经纪人在某种程度上便成了艺人们身边最亲近的人,要经常花大量时间与艺人谈心,成为他们的"垃圾桶",倾听艺人们的心事。向家人或心理医生倾诉也都是不错的选择。某经纪人透露,大多数一线明星都有指定的心理医生,公司会定期给他们安排心理辅导。良好的心态,与他人帮助是分不开的。

28. 让人机交流成为人际交流

在某家报社工作的富小姐近日向记者抱怨，因为工作的原因，她每天都要在电脑前至少坐 8 个小时，不停地在网上搜索新闻，收发邮件，看读者投稿，编写稿件等。她近来感觉长时间对着电脑，心里常常感到压抑、憋闷，坐不住，却没有任何有效的缓解方式，特别想去室外呼吸新鲜的空气，但时间上经常不允许，每次上过网身体都疲惫至极，用她的话说："再也不想看电脑一眼了。"晚上回到家也不想再用电脑。

她对记者说，为了不再面对电脑，她甚至动过去站柜台、做售货员的念头。可是现实依旧是现实。周而复始，第二天她依然不得不在电脑前开始新的工作。

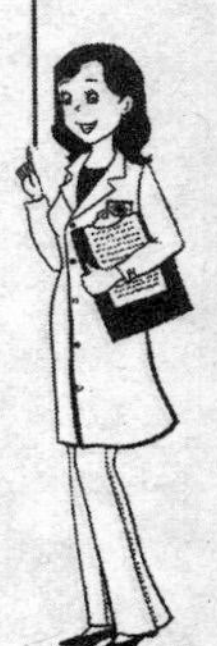

富小姐很是烦恼，是自己的工作状态不好，还是对整天面对电脑前的工作产生了厌烦甚至恐惧？电脑是职场人士每天必备的工作用具，可为什么技术不断更新的电脑反倒让富小姐对工作产生了厌恶感，她很想问问心理专家怎么能够缓解这种糟糕的心理状况？

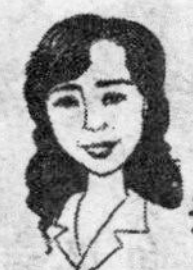

沈院长说

现代化是一把双刃剑，一方面，电脑缩短了人与人之间的联系，让世界成为地球村，联系更加方便，在这个信息爆炸的社会里，人们也更方便通过网络搜集自己需要的资料，但是事物通常具有两面性，另一方面，电脑和网络也给人带来很多烦恼，上面所说的富小姐的烦恼就是这样，毕竟电脑是机器，是冷冰冰的，不是有血有肉的。所以人长时间面对一个机器，就会缺少人与人之间的情感、语言、思想的交流，这样你会感觉枯燥和单调。如果上班族一天 8 小时面对电脑，那么，一周 40 小时，一个月 160 小时，一年 1920 小时！这就是我们要面对电脑的时间，而我们的身体也同时饱受“摧残”。

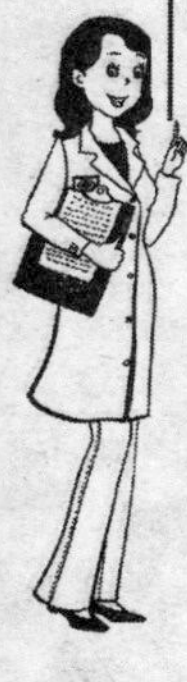

由于整天使用电脑，很多办公族出现网络成瘾的症状，离开电脑回到正常的生活中会出现一些行为障碍。具有网络成瘾的患者往往没有一定的理由、无节制地花费大量时间和精力在互联网上持续聊天、浏览，以致损害身体健康，并在生活中出现各种行为异常。其典型表现主要为情绪低落、无愉快感或兴趣丧失、睡眠障碍、生物钟紊乱、食欲下降和体重减轻、精力不足、精神运动性迟缓和激动、自我评价降低和能力下降、思维迟缓、有自杀意念和行为、社会活动减少、大量吸烟、饮酒和滥用药物等。

另外，整天面对电脑，虽然网上世界也很丰富多彩，但它却属于虚拟的网络世界，毕竟不是现实中的生活，没有人与人之间交流的亲切感，缺少那种鲜活的生活体会，所以长时间的人机交流往往会造成人情感上的枯竭，交流上的单调。像富小姐这样，在工作中，长时间单调重复地做一件事情，产生的视觉疲劳以及情绪上的厌倦，甚至到了“再也不想看电脑一眼”的强烈抗拒感，其实已经有了一定的心理问题，值得重视。

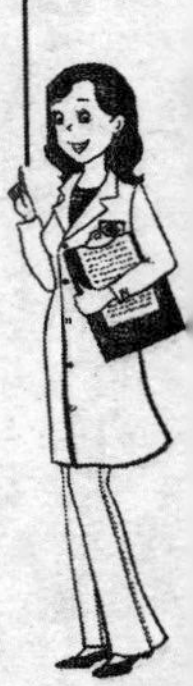

建议富小姐转换自己的工作内容和方式，重新激活自己的情绪。网络虽然缩短了人与人交流的距离，但人们心灵上的距离却扩大了。人不仅是自然人，更是社会人，人与人之间需要交流沟通，不能让网络世界完全主宰了人的生活。这种现象应该引起大家的警惕，生活绝不仅是人机对话，还应体现出人的情感和思维。

建议职场人每天面对电脑的时间不要过长，原则上每天不应超过 4 小时，如果工作要求不得不长时间用电脑工作，那么应该每一个小时起来活动 10 分钟，活动一下颈椎、腰椎、四肢，另外应该向远处看，因为长时间看电脑对视力影响大，若不注意就会出现视力减退。在饮食方面，要经常补充维生素 A、胡萝卜素。

现代社会需要团队化的生存，富小姐应该增加跟同事、亲人、朋友的交流机会，利用业余时间多去聊天、散步、唱歌，参加文艺体育活动，或者与亲朋好友一起出游，扩大社交圈，用这些方式来抵消人机对话带来的负面影响。

在日常的工作生活中，尽量减少对电脑的依赖。有时间的时候多读书，读书得到的享受同上网的感觉是不一样的，得到的知识和体验也是不一样的。

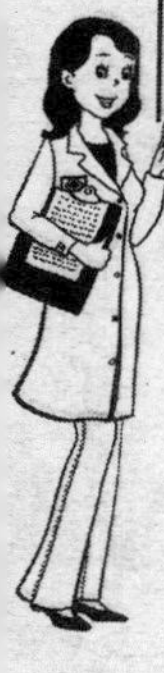

29. 女企业家，保持阳光心态拥有健康人生

世界卫生组织指出，21 世纪对人影响最大的就是心理疾病。来看心理门诊的人群中，企业家占比较大的比例。有调查显示，企业家出现心理问题较多。他们看起来很风光，但是他们都承担着巨大的压力，每天要处理复杂的企业经营问题，面对来自竞争对手的压力、应对市场不断变化压力及来自员工、客户等方面的压力等，而其中女企业家压力之大，应该说是无法去想象的。那么，对于企业家这一高压群体来说，如何做到有效舒缓压力，保持正常的工作和生活呢？

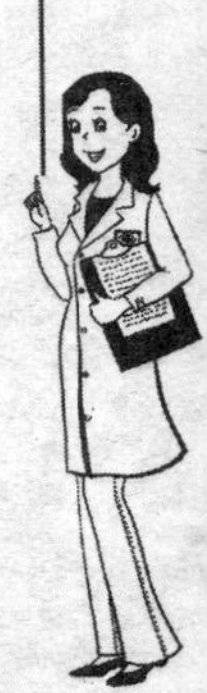

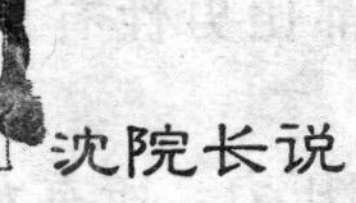

沈院长说

改革开放 30 年来，中国发生了翻天覆地的变化，现代化的实现使人民的生活水平得以提高，但是现代化绝对是一把双刃剑。它让我们

看到生活中一些富足美好的一面，同样它可能让我们产生一些焦虑、一些举棋不定的情绪，也就是一些身心疾病。

什么叫成功的企业家？首先要有成熟的政治头脑，其次是敏捷的市场眼光，要快速捕捉市场商机。另外，还要有良好的心理素质。胜败乃兵家常事，不可能你所经营的公司总是一帆风顺，良好的心理素质是成功企业家的必要条件。强健的体魄也很重要，健康对于企业家是第一桶黄金，没有健康就什么都没有。

企业家们面临着方方面面的压力。来自工作方面的压力，主要是工作强度大，每天的工作时间至少在十个小时以上。这么大强度的压力，睡眠一定严重不足。

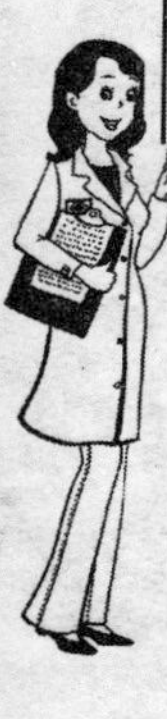

还有来自玻璃天花板的压力，就是在我们职业头顶上，你能看得见的，透明的，这对女性的晋升、发展、职业规划都比男性有更多的约束。

还有来自家庭方面的压力。所有女企业家有着多重角色——女儿、妻子、媳妇、母亲，这么多的角色压在一个肩膀上，太沉重了。像子女的教养问题，老人的赡养问题，夫妻的感情问题，女企业家都必须面对。这些导致健康方面的压力，近三成女企业家身心疲惫、失眠、多梦、焦虑。

中国女企业家已经达到120万，要想在事业上顺利发展，首先要做一个阳光的女人，要做一个向上、温暖、灿烂、辉煌的女人。为此，建议女企业家朋友们做到“三自四心”。

“三自”即自信、自尊、自强。女性跟男性相比有很多优势，21世纪是人性化管理的时代，女性的柔性之美，可以以柔克刚。男性是立体的思维，更偏重于理性、逻辑思维，女性更倾向于感性思维。决策特点也是不一样的，男性强调合理性，女性既合理又合情。

“四心”即平常心、同理心、感恩心、共赢心。

(1)平常心：不要跟自己过不去，要学会自我减压，给自己的目标不要设计得太高。

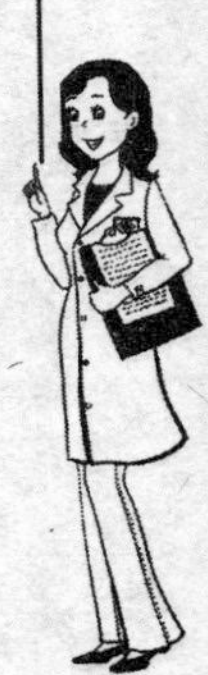

(2)同理心：就是换位思考，换一个角度看问题，你会感觉天高云淡。

(3)感恩心：我们来到人间，感谢父母给了我们生命，感谢大自然给了我们春夏秋冬、风花雪月，感谢我们的爱人，感谢我们的孩子。

(4)共赢心：21世纪不是你输我赢，一定是你也赢，我也赢。社会和谐才有可持续发展。

我们既要做爱自己、爱家庭、爱生活的女人，还要做一个健康的女人。

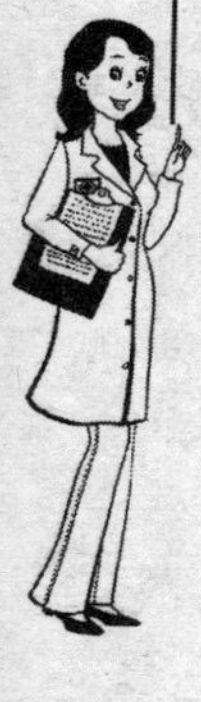

30. 警惕职场"偷菜"

唐小姐最近很郁闷，因为她感觉同事剽窃了她的创意。

唐小姐在单位市场部工作，最近负责一个项目的前期调研，对此，唐小姐做了很多的准备工作，也付出了很大的努力，对这个项目的前景做出了清晰的预估。而王小姐是她的邻桌，在唐小姐与客户的电话交流中对项目也有了一定的认识，唐小姐还经常把自己的想法以及了解到的情况与王小姐讨论。近日，王小姐上交的一份报告得到了老板的大加赞赏，令唐小姐倍感意外的是，在这份报告中，很多地方都借鉴了她的想法，尤其是她对项目发展的一些创意及展望都被王小姐写进了自己的报告。对此，唐小姐非常气愤，但又苦于没有证据，只好独自生闷气。唐小姐想知道，在这种情况下，她应该去找王小姐单独理论，还是应该去找老板说明一切？

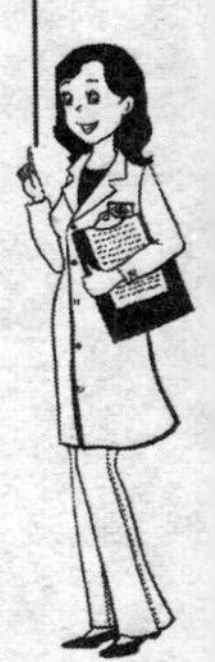

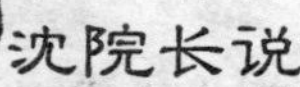

沈院长说

目前，职场人都热衷于上“开心网”，其中一个偷菜的游戏，让大家乐此不疲。偷菜，就是趁主人不备，去他的菜园子偷菜，放到自己的仓库里，最后累积出售。其实，和网络游戏偷菜类似的“偷创意”也是职场中十分常见的现象。唐小姐就是受害者。

现代社会是一个团队共同奋斗的社会，个人的智慧要在集体组织中才能发挥最大的效益，职场人如有好的想法和创意，应该在同他人的交流中碰撞出思想的火花，产生新的思路，使创意和想法更加完善。

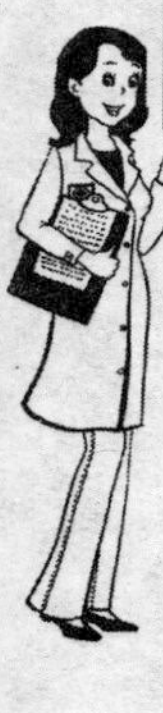

但有的职场人，专偷别人的菜，据为己有，还四处宣扬，自己种的菜又大又好吃，得到方方面面的赞扬，甚至名利双收。对于这样的行为，我们有一些建议。

对于被偷的人，首先应该意识到职场需要团队意识，需要个人为组织的目标而努力，个人要和组织共同成长，个人的成绩都是集体智慧的结晶，个人的创新要想落地，就一定要靠集体的力量。当有了创意时，要和他人交流，论证其可行性，逐步使其完善。其次要注意选择合适的合作伙伴，在想法创意落实的过程中，要选择合适的对象来形成团队，既要看对方的才能，更要看对方的人品，看其是否诚实、正直、可靠，不要看走眼以至“引贼入室”。再次，在职场要保持好的心态，如果对方只是偶尔偷一次，只要能够悬崖勒马，就可以既往不咎，如果一而再再而三，对自己的窃取行为没有克制和改观，我们可以私下和他沟通，如通过发短信和邮件的方式警告，如果还是没有收效，就要大喊抓小偷，引起周围同事的警觉。另外，也可以对偷菜的人采取轻蔑、疏远的态度，让其暴露在大庭广众之下，成为过街老鼠。

而那些偷菜的人，要明了的道理是：古今中外，窃取别人的东西，不论财物还是功劳，都不会有好下场。所以，奉劝手痒的偷菜人，人生的路要靠自己的双脚一步步走，既不能等着天上掉馅饼，也不能占他人的功劳为己有。只有用自己辛勤的汗水来浇灌菜园，菜才能茁壮成长，别人嚼过的馍是不香的。

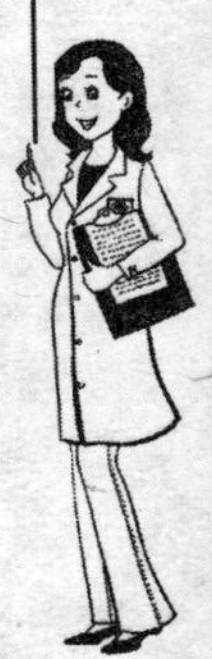

31. 把握"拍马屁"与搞好关系间的度

小陆刚工作不久，还是个职场新人，最近，她听到了同事对她的一些议论。小陆的性格比较柔弱，没太多的棱角，再加上自谦是新人，同事及领导给她提出的工作要求和任务，她一概都应承下来。平时每天忙着给领导打水打饭，对同事也总是笑脸相迎，渐渐的，同事们在背后纷纷议论小陆有点"唯唯诺诺"，甚至还有人说她是"马屁精"。小陆感觉很委屈，自己只是特别想跟每个人都搞好关系，可刚走进职场就落得如此"美名"，让她着实苦闷。她想知道，应该如何把握"拍马屁"与搞好同事关系这中间的度？

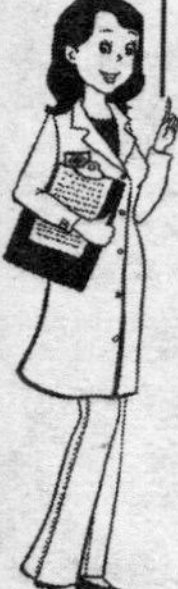

沈院长说

那些刚刚工作的年轻人在打电话向父母汇报初入职的感受时，多会听到父母的谆谆教诲，

"你是新人，一定要勤快些，有什么额外的工作，人人可推托的，你不要推托，不仅不要推托，还要多做分外之事，积极一些总不会错……"从此，你自愿承担起办公室里众多的分外之事，你忙得像一只上足了发条的闹钟，事事用心，事事卖力。然而，忽然间，在同事的闲谈和议论中，你突然发现自己的"卖力"和积极，别人似乎并不领情，非但不领情，好像还借此怀疑你的才干和人品，就如文中的小陆一样，被同事看成懂得"作秀"的"马屁精"。你一定会感到失落和不解，你会想，"难道积极也是错吗？"

职场人能不能科学管理情绪是其成熟与否的重要标志，成功的职场人都是能成功管理情绪的，只有能适应社会及周边环境，才是身心健康的人。上文中的小陆能够很快调整自己的心态，积极地融入团队，和同事们打成一片，这是职业发展的要求，也是个人成熟的标志，对小陆将来的职业发展大有益处。能够看出，小陆的适应力较强，当公司里出现适应力较强的人时，可能会出现不同的声音。公司中难免会有一些专门挑别人刺，找他人毛病的人，这些人往往"自己脸上有灰却看不见"、"吃不到葡萄就说葡

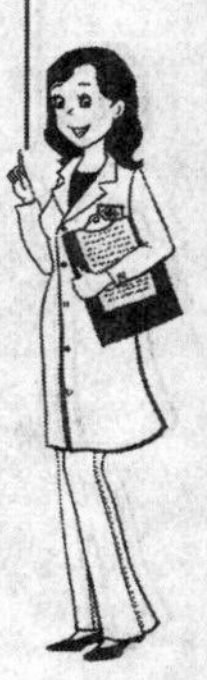

萄酸”。更有甚者，靠打击别人来抬高自己，达到向上爬的目的。

对于小陆的烦恼，我们有一些建议。

(1)只要是为了实现组织的目标，与团队成员在一起努力工作，那么就坚持走自己的路，不要太多顾忌别人的议论。

(2)距离产生美，过于密切的接触容易产生审美疲劳。在与同事的相处中，也应该适当保持一定的距离，可能更有利于同事关系的发展，同事毕竟还不是知心朋友，需要保持必要的距离。

(3)助人为乐是做人的美德，但是在与同事互帮互助的同时，应保持独立的人格尊严，不需要有求必应，逢人都是满脸笑，要有自己的特点和空间。

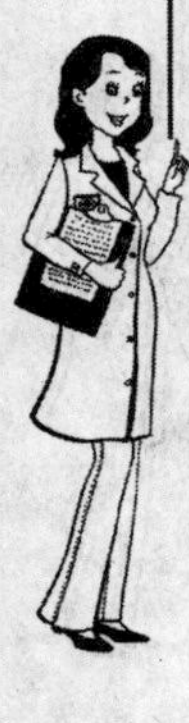

(4)古人云，不患寡而患不均，周围同事不论年龄大小、职位高低、对自己亲疏远近，应尽可能做到一视同仁，热情而有分寸，才是成熟职场人的境界。

(5)对他人的挑剔尽可能用积极的心态看待，不经历风霜怎么才能茁壮成长，要把他人的非议转化成不断完善自我的动力。

另外，我们也对隐藏在职场中的“姑婆”们奉劝几句，相聚就是缘分，同事之间要多看优点，常议论他人是非之人，自己就是是非之人。现在职场竞争激烈，应多抓紧时间充实自己，打造自己的实力，团队成员拧成一股绳，团队才能强大，否则下一个被炒鱿鱼的可能就是挑三拣四、搬弄是非的你了。

附：职场新人五原则

(1)信行天下：自古“德才兼备”者才被人尊崇，为什么“德”放在“才”的前面，而不是“才德兼备”，可见“德”更被重视。“德”体现一个人的品质，其中诚信更是不少企业录用人才首要标准，甚至有些企业招聘时明确表示“有才无德莫进来”。因此，诚信的品质比实际技术更加重要。对于职场新人来说，在学校里学的理论知识永远无法替代实践工作经验，刚走出校门的你要想利用自己的专业知识获得企业青睐几乎不太可能。企业向你抛出橄榄枝的原因只是对你品质和修养的肯定，其次才是你的学识和专业。

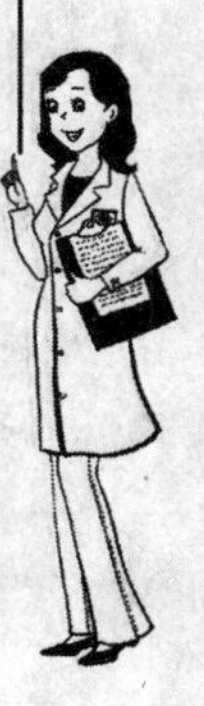

(2)谦虚求问：孤芳自赏、恃才傲物只会让

自己失去很多学习的机会，作为职场新手处在一个新环境中，不管你曾经获得多少奖学金，不管你曾经有多大的能耐，从走出校门的那一刻开始，一切都要从零开始，本着谦虚求问的态度“多干活少说话”准没错。刚参加工作的你有想法、创意和抱负是好事，切忌锋芒毕露、自作主张。“欲速则不达”，要获得别人的认可，工作业绩才是最有力的证明。

(3)沟通协作：沟通能力强的人，走到哪儿都不会孤独；善于交流的人，走到哪儿都不会孤身一人，沟通协作有助于新手更快融入团队。想要得到别人尊重，首先得去尊重别人；想让同事亲近你，首先要主动友善地亲近身边同事，态度积极的询问和请教问题，总会得到对方同样友善的回应，使双方更快、更友好地熟悉起来，不仅有利于自身的成长，也有利于工作沟通和协作。

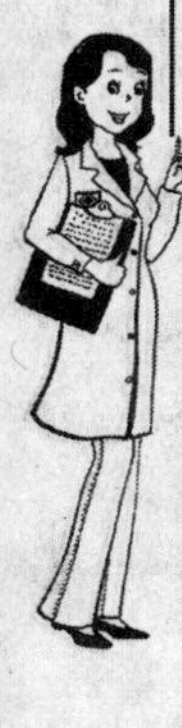

(4)踏实勤奋：80年代出生的职场新人，可能由于太多的优越感让他们忽略太多的缺陷和不足，找不到适合自身发展的职业方向，“眼高手低、嘴到手不到又懒惰”，因此踏实勤奋就变得尤为可贵。如果你是一个名校毕业的新人，

能说会道，优越感极强，很引人注意，但是一段时间试用下来，周围的同事发现你工作不踏实，碰到繁琐的工作能躲便躲，惰性极强，那么你可能很快就被淘汰。所以，对于新人来说，诚恳、踏实、勤奋是非常重要的素质。

(5)责任心：遇到大事，谁都会认真处理，谨慎对待，因此有的时候责任心却是体现在工作琐碎的小事上。很多新人往往忽略这一点，对此不屑一顾。对于职场新人做每件工作、每一件事情，都是向上司或同事展示自己学识和价值，只有做好每件事，才能真正赢得信任。

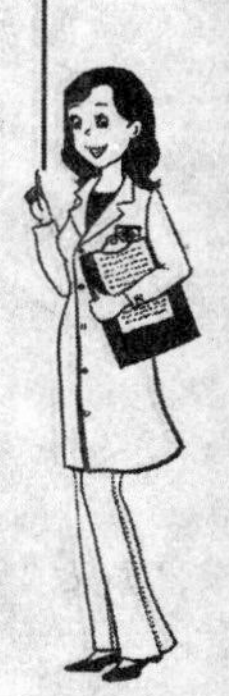

32. 辞职也要讲艺术

柳小姐是某公司的项目经理，最近，同行业内另一家公司以更高薪水聘用她。柳小姐在目前这家公司已经工作了 5 年，正有跳槽的想法，并且有关待遇、职位等问题也与新公司基本达成一致。但是，柳小姐手里的一个项目正进行到关键阶段，她不知该如何开口和老板谈辞职的事情。职场人辞职时应该走哪些程序？有哪些需要注意的地方？

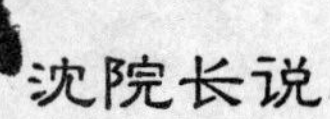

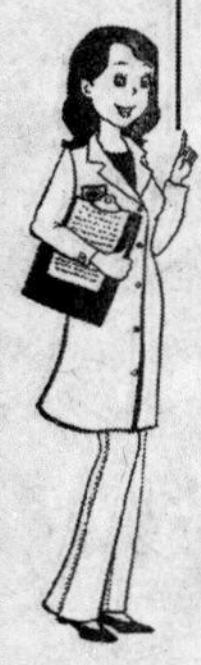

周围环境的改变、人际关系的错综复杂，个人兴趣及职业发展方向的变化等，使辞职已经成为常见的职场现象。换一个新岗位，对处于飞速变化中的职场人来说是很平常的事情。但做出辞职决定时，要认真思考几个问题。首先，我为什么要辞职，是为了下一步的发展而选择更适合自己的工作，还是仅仅一时心血来潮。

其次，要看看自己对于新工作和新岗位从能力到技能方面是不是已经做好了充分的准备，有多少把握。最后，对未来的职业发展做出一定合理的规划。如果这些都考虑清楚了，还是决定要辞职，那就需要讲究一定的艺术，得体地向老板张口。

(1)要感谢老板和企业培养了自己，同时，纵然有千百个辞职的理由，写一份正式而诚恳的辞职报告也是十分必要的。事实上，你的离职本就是老板应该反思的问题，所以他最想看到的就是你辞职的理由。然而，你真的要告诉你的老板，“在这里已经没有我的个人发展空间了；这个单位的前途值得怀疑；老板你常常拖欠我的薪水。”真话往往具有极强的杀伤力，这不但让你的老板不开心，有时还会给你自己造成不必要的伤害，当你的新加盟公司对你进行外调的时候，你的旧老板会有很不好的评价传递给你的新单位，因此辞职时好聚好散是最好的选择。

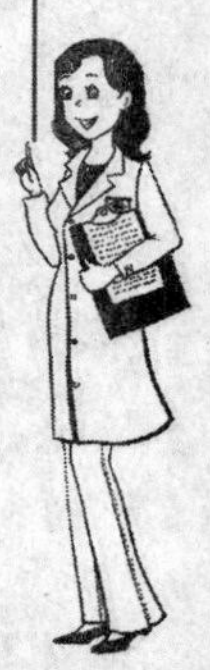

(2)阐述一些自己离职的想法，如换一个工作环境对自己来说不仅是挑战，更是一次锻炼的机会。恳请老板一定要理解。完全可以多写一些个性化的理由，如“我要去进修”、“单位离家太远，上下班不方便”、“最近家里有事，时间上有点冲突”等。

(3)无论这间公司多么的不堪，一定不要忘记感激他对你的培养以及同事给予的帮助，让自己各方面有了进步，在职业发展上有了提高，因为毕竟是单位给你提供了经验积累的机会。

(4)切记不要发牢骚，不要狂妄自大，目中无人。控制好自己的情绪，不要抱怨更不要炫耀。即使你内心很想一吐为快，出一出长期以来积压的怨气，但明智的做法是管住舌头，必须明白不论你如何能干，人缘多好，人们也不可能完全站在你的角度理解你。相反，这些话如传到当事人的耳朵里，反会引起对方的怨恨。

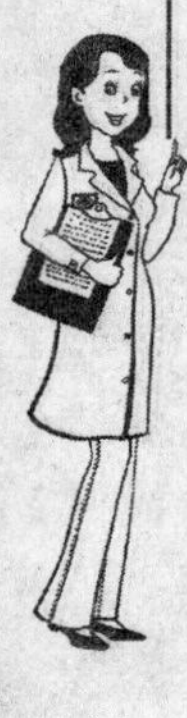

(5)不能不辞而别，不做任何的岗位交接，如文中的柳小姐，手中还有一定的工作没有完成，如果不能认真全面详细地做移交，很可能会给单位造成一定的损失，这是职业道德要求力避的，要站好最后一班岗。记住，在辞职报告尚未批准的这段时间内，你依然是这间单位的职工，你需要站好这最后一班岗。有许多人因为自己要走了，就开始放松对自己的要求，迟到早退，不认真做事，这样都会给原单位留下不好的印象。因为这段敏感期你稍有不慎，可能会引起人议论你一贯懒散，不称职。

(6)还要仔细衡量公司的利益，最好在有了合适的同事接手工作之后再离开，要把相关的文件材料等全面移交，并认真详细地介绍给接任者。如果能对接任者有一定时间的辅导协助，带领其走访相关的单位和客户，或者指导其实施项目方案一段时间，对接任者实施工作将非常有利，也对原单位业务顺利进行有利。当一个月后你与单位脱掉干系的时候，接替你的新人也已经上岗了。对于他，你完全可以大方一些，做一回好老师，带带新人。

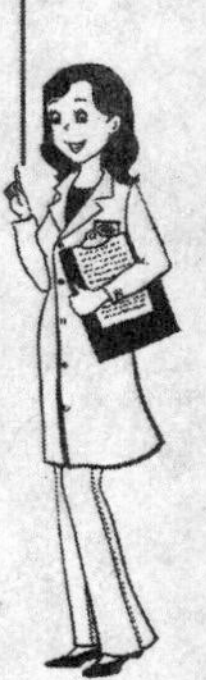

在职期间或许积累了一定的工作资源，例如客户资源，你将这些工作资源带走后，可能会造成新人无法开展工作，同时也会让原单位的主管心理不踏实。这时，如果你主动把工作资源留在这里，即使只是一小部分，你的慷慨也可以为你在这里留下好名声。

必要的时候，可以把自己的工作职位说明及工作经验以文件的形式留给新人，使他能在短时间内熟悉业务，尽量少走弯路，这也会让他对你感激不尽。不管以何种方式,都能在原单位留下良好的印象,当他们感慨无缘与你共事的同时,也祝你一路顺风。另外,在与新人交接手续时,落实成文字,逐项移交。如果有车或者房子等生活用品,移交时要双方签字,一式三份,单位留存一份。这样做既维护了个人利益,又给原单位留下了良好的印象。像柳小姐一样准备辞职的朋友,如果尽可能做到周到、细致,对个人今后的职业发展也有利。

还需注意的是,在办理辞职手续时,要合理维护自己的权利,考虑自己该得的薪酬待遇等。

另外,你需要尽量清楚地交接自己手中正在使用的公物,不要拿走公司的任何资料。甚至连名片夹也不要带走,你只应拿走属于你的私人用品和你本人的名片。

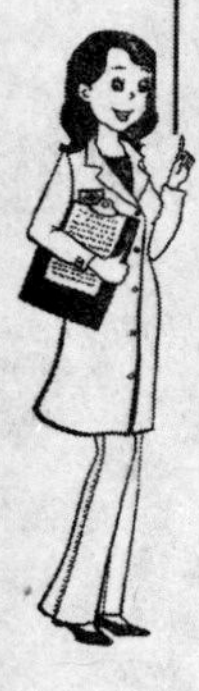

33. 当老板犯错误的时候

小黄和小李是大学同学，同时应聘到一家大公司的市场部工作。两人工作能力和表现都不错，两年后都成了部门骨干。可是两人工作风格有一个最大的不同，就是当老板的决策出现问题时，小黄往往会直言不讳地当着众人的面向老板指出来。如果老板安排的事情有明显错误，小黄甚至会顶着不办。小李则完全不同，当她觉得老板的决策有问题的时候，会先私下给老板写一封邮件，表明自己的想法和担心。如果老板坚持，她就很听话，认真实施老板的想法。3年过去了，老板升职在即，选接班人时，他毫不犹豫地选择了小李。那么，作为职场中打工一族的我们，应该如何对待老板的错误才是明智的？

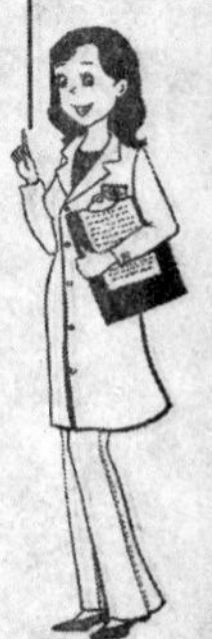

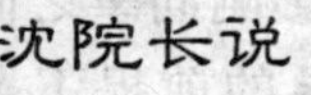

沈院长说

金无足赤，人无完人。老板也是人，也会犯

错误。

下属犯错后都会及时向上司讲明情况，道歉反思，可是作为上司，当他们犯错时，又是如何处理的？前程无忧网曾做过一项调查显示：有六成上司没有为自己的错误行为道过歉。对此，有人认为上司是在摆架子，轻易认错会显得自己无能。也有激进者认为作为上司，已经习惯了指手画脚，却从来不审视自己。

当然，上司也有自己的说法。一名部门主管谈道："很多时候，我也能认识到自己的错误，可是却不知道如何跟下属道歉。"难道这样就可以成为不道歉的理由吗？员工们可不这样认为，据调查，97%的职场人认为道歉和职位高低无关，无论采取哪些方式，当面道歉或是私下道歉都可以，只要勇敢面对就是好领导。

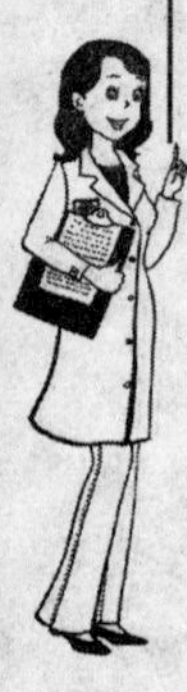

作为下级的小黄不是当众指责老板，就是顶着不办，这么做显然是不妥当的。在职场中，最重要的一条原则就是尊重他人，面对他人的错误，即使指出也要讲究方法。这样既有利于纠正他人的错误，又不会影响同事之间的和谐。

小黄应该在尊重领导的前提下，用老板能够接受的方式提出问题，不影响老板在下级面前树立的权威形象。相比之下，小李做得比较明智，她能在充分尊重老板的前提下，既提出自己的意见，又给足老板面子。

向老板指出错误前，最重要的一点是要确认是否真的是老板错了。

建议下属冷静看清楚问题产生的前因后果，不要轻易下结论，随时告诫自己一条职场定律，即领导之所以能够成为自己的领导，一定是有他的过人之处。安静地观察一段时间也是一种应变之策。要考虑到，可能是领导站得高，看得远，可能是我们理解错了。当然，在这个过程中，我们要注意自己心态的调整，通过查阅资料，咨询他人，看一看究竟是领导还是自己错了，错在哪里，“智者千虑，必有一失”，人们就是在不断纠正自己的错误中得到提高和进步的。

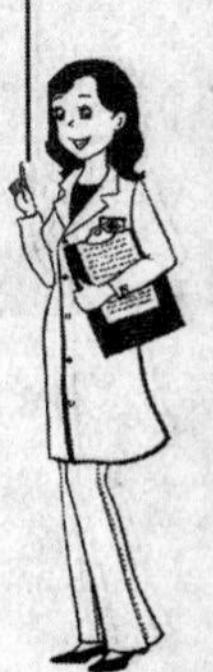

如果确认是领导的问题，那么就要共同商量，一起解决。如果确实有问题，建议下属做好详细的准备工作，将公司原有的工作方式，大家的想法及时告之上司，共同解决问题。

在和领导沟通过程中，采取妥当的方法，善意地提出意见。一定要在尊重领导的前提下，选择好时机、找到适当的场合后，开头的话也会影响着你这次表达沟通是否成功。最好采取私下沟通、发邮件等方式，表达自己的想法，供领导参考。先让老板知道你的出发点是好的，如"我是为了公司营运着想"或"我非常尊敬你"之类的话，接着再以轻描淡写的方式暗指老板的错误。沟通通畅的情况下，可以同时向上一级领导提出自己的建议。

此外，"以退为进"也是个好策略。例如，很多下属最讨厌说一套、做一套的老板，如果你想要让老板知道他"说一套、做一套"的错误，你可以以隐喻的方式，如"我的朋友在某家公司工作，总是抱怨他的老板说一套、做一套"，暗示老板他所犯的错。一般而言，聪明的老板听得懂暗示，并且会感谢你的诚恳与体谅。至于有错却不承认，或是笨到听不懂你的暗示的主管，我建议你可以试试抱着"视而不见"的心态，以免自己太难过而伤了自己。

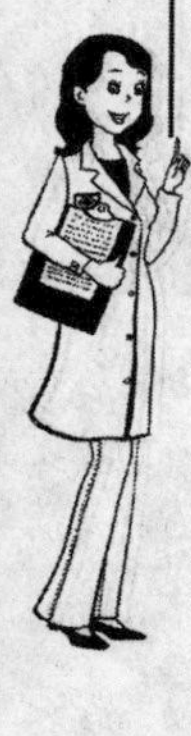

要注意不要在背后议论老板的错误。切记不能当众顶撞领导，等同事走散之后，单独跟领导说明事情的始末。千万不要在背后议论，这是职场大忌。

如果老板的错误属于违法行为，那么就应

该坚决制止。例如他想通过做假账来达到减税等目的，绝对不能同流合污，必须明白做假账是违反国家法律法规的，如果跟着老板一起犯错，必将遭到严惩，害了自己也害了公司，所以，应该规劝老板不能做假账，以免带来更大危害，这也是为公司考虑。

除此之外，我们应该学会从他人包括老板的错误中吸取教训，提升自己的能力。在发现老板的错误时，不要抱着“天下大事舍我其谁”的心态，非去争个输赢不可，这样于事无补，反而伤了和气。更不要用别人的错误惩罚自己，影响自己的工作心态。

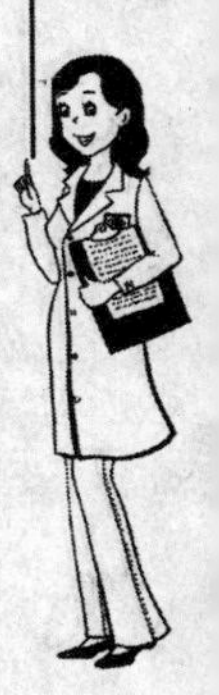

34. 职场不抱怨

美国史上最著名的心灵导师之一威尔·鲍温曾经发起过一项“不抱怨”运动，邀请每位参加者戴上一个特制的紫手环，只要一察觉自己抱怨，就将手环换到另一只手上，以此类推，直到这个手环能持续戴在同一只手上 21 天为止。不到一年，全世界就有 80 个国家、600 万人积极参与了这项运动，学习为自己创造美好的生活，让这个世界充满平静喜乐、活力四射的正面能量。

近日，智联招聘针对职场抱怨状态展开特别调查，调查结果显示，超过六成职场人表示自己一天抱怨次数在 1～5 次之间，八成人抱怨与工作相关。我们在职场中，也会经常发出抱怨，以及经常听到来自同事的抱怨。抱怨是舒缓压力的好办法吗？脱口而出的抱怨会给自己的心理带来哪些负面影响？是否会影响自己在同事以及老板心中的职业形象？怎样减少对工作和对生活的抱怨呢？

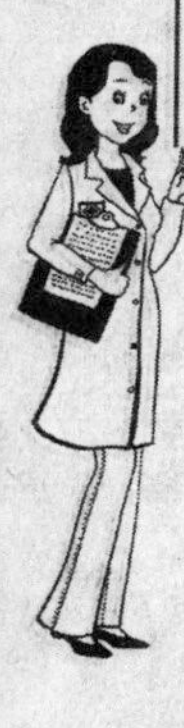

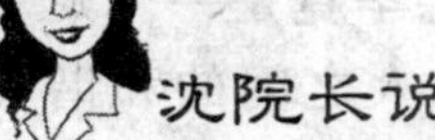

沈院长说

曾经有人说过，世上不犯错误的人，除了圣人就是没有出生的人。

在职场中我们经常见到一些人，遇事总在找借口，把责任推诿给周围的人和环境，抱怨条件太差、抱怨他人不帮忙等，这些抱怨暂时能起到缓解自身压力的作用，但是却在同事之间造成了信任危机。任何人都愿意与有担当、负责任、海纳百川的人共事，而遇事绕着走，推过揽功的人是不受欢迎的。职业上的成熟意味着面对问题永远不找借口，这也是职场人专业素质的表现。

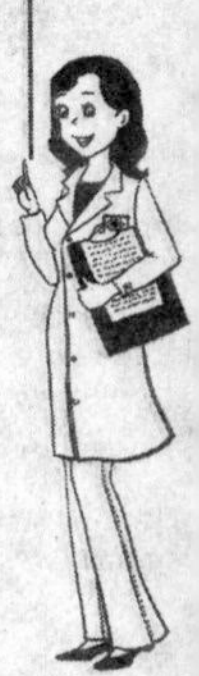

面对一些棘手的问题，或者是突如其来的意外，有些人尤其是年轻人，脱口而出一些牢骚抱怨也是可以理解的。但是，要话到嘴边留一半，抱怨之前停顿 6 秒钟，也就是运用“6 秒钟情商”的理论，并且要看发泄的对象，最好选择家里人或者知心朋友，而不是同事，因为同事之间涉及太多的相关利益，容易产生冲突，影响彼此之间的关系。另外，即使是选对了发泄对象，也不宜说太多抱怨的话，切记"牢骚太多防肠断，风物长宜放眼量"，抱怨毕竟是一个贬义词，会在某种程度上影响人与人之间的和谐关系，也会让别人对你的职业成熟度的判断大打折扣。

那么，当我们在职场面对不吐不快的事情时，应该怎么做呢？

(1)面对问题要先从自身找原因，以便达到提高工作水平，改进工作方法的目的。因为职场是由不同类型的人组成的学校，身在其中，就会遇到方方面面的问题，犯大大小小的错误，错误教育我们，让我们一天天成长，所以，遇事要谦虚谨慎，少抱怨，多从自己身上找原因。

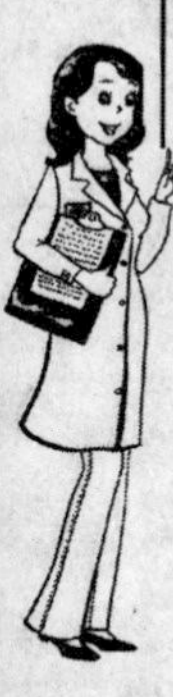

(2)命运之神总是青睐有准备的人，平时应该多读书、读事、读人，成为职业能手，遇事才能做到胸有成竹、气定神闲，虽然不如意事常八九，但我们要不想八九，只思一二，保持一种积极阳光的心态。

(3)在生活和工作中要多交朋友。国外曾有专家说过，一个人如果有 4 个以上的朋友，可以使抗病能力提高，使生命延长 5～10 年，不仅对身体有益处，对职业的发展也有益。另外，培养运动、音乐、旅游等多方面的兴趣和爱好，扩宽视野，开阔心胸，这样当你遇到烦心事时，就会有“会当凌绝顶、一览众山小”的大气，原来的怨气也会谈笑间灰飞烟灭。

附：职场抱怨八注意

(1)不要见人就抱怨：只对有办法解决问题的人抱怨是最重要的原则，向毫无裁定权的人抱怨，只有一个理由，就是为了发泄情绪，而这只能使你得到更多人的厌烦。直接去找你可能见到的最有影响力的一位工作人员，然后心平气和地与之讨论。假使这个方案仍不管用，你可以将抱怨的强度提高，向更高层次的人抱怨。

(2)抱怨的方式很重要：尽可能以赞美的话语作为抱怨的开端，这样一方面能降低对方的敌意，同时更重要的是，你的赞美已经事先为对方设定了一个遵循的标准。记住，听你抱怨的人也许与你想抱怨的事情并不相关，甚至不知道情况如何，如果你一开始就大发雷霆只会激起对方敌对、自卫的反应。

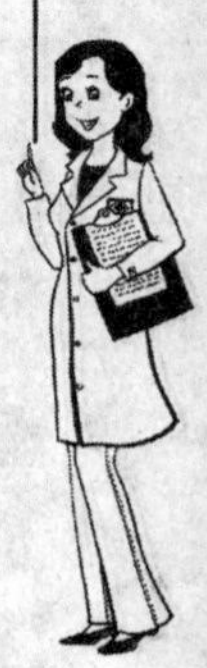

(3)控制你的情绪：如果你怒气冲冲地找上司表示你对他的安排或做法不满，很可能把他

也给惹火了。所以，即使感到不公、不满、委屈，也应当尽量先使自己心平气和下来再说。也许你已积聚了许多不满的情绪，但不能在此时一股脑儿地抖搂出来，而应该就事论事地谈问题。过于情绪化将无法清晰透彻地说明你的理由，而且还使得领导误以为，你是对他本人而不是对他的安排不满，如此你就应该另寻出路了。

(4)注意抱怨的场合：美国的罗宾森教授曾说："人有时会很自然地改变自己的看法，但是如果有人当众说他错了，他会恼火，更加固执己见，甚至会全心全意地去维护自己的看法。不是那种看法本身多么珍贵，而是他的自尊心受到了威胁。"

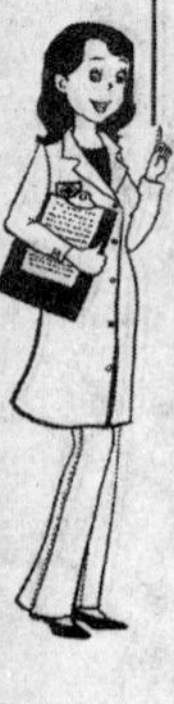

因此抱怨时要多利用非正式场合，少使用正式场合，尽量与上司和同事私下交谈，避免公开提意见和表示不满。这样做不仅能给自己留有回旋余地，即使提出的意见出现失误，也不会有损自己在公众心目中的形象，还有利于维护上司的尊严，不至于使别人陷入被动和难堪。

(5)选择好抱怨的时机：当上司和同事正烦时，你去找他抱怨，岂不是给他烦中添烦、火上浇油吗？即使你的抱怨很正当和合理，别人也会对你反感、排斥。让同事听见你抱怨领导其实并不好,如果失误在上司,同事对此都不好表态,怎能安慰你呢?如果是你自己造成的,他们也不忍心再说你的不是,眼看你与上司的关系陷入僵局,一些同事为了避嫌,反而会疏远了你,使你变得孤立起来。更不好的是,那些别有居心的人可能把你的话,经过添枝加叶后反映到上司那儿,加深了你与上司之间的裂痕。

(6)提出解决问题的建议:当你对领导和同事抱怨后,最好还能提出相应的建设性意见,来弱化对方可能产生的不愉快。当然,通常你所考虑的方法,领导也往往考虑到了。因此,如果你不能提供一个即刻奏效的办法,至少应提出一些对解决问题有参考价值的看法。这样领导会真切地感受到你是在为他着想。

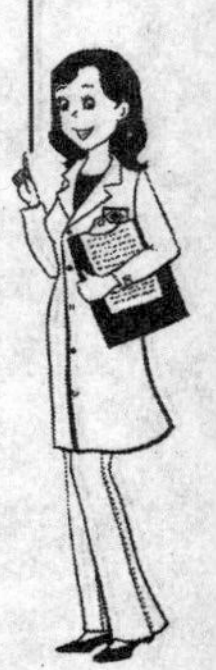

(7)对事不对人:你可以抱怨,但你抱怨后,要让领导和同事切实感到,你被所抱怨的事伤害了,而不是要攻击或贬低对方。对于绝大多数人来讲,别人通过一些事实证明自己错了是件很尴尬的事情,让上司在下属面前承认自己错了就更不容易,因此在抱怨后,你最好还能说些理解对方的话。切记,你抱怨的目的是帮助自己解决问题，而非让别人对你形成敌意。

(8)别耽误工作：即使你受到了极大的委屈，也不可把这些情绪带到工作中来。很多人认为自己是对的，等上司给自己一个“说法”。正常工作被打断了，影响了工作的进度，其他同事对你产生不满，更高一层的上司也会对你形成坏印象，而上司更有理由说你是如何不对了。要改变这么多人对你的看法很难，今后的处境对你更为不利。

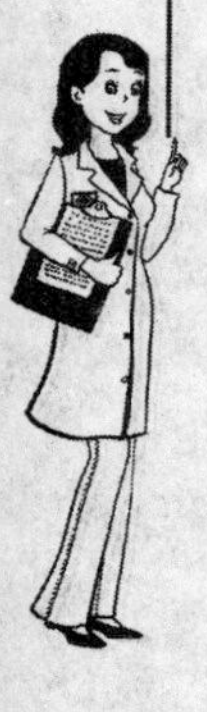

35. 年底有些心慌慌

岁末年底，职场迎来了最忙碌的时刻，大家都在忙于年终绩效考核、休剩余的年假、签订年单、制定明年发展大计、等待老板分发红包等，而年终考核又是重中之重，很多职场人对考核的结果忐忑不安，不知道领导和同事对自己一年来的工作做何评价，而考核结果则直接关系到红包的厚薄。那么，职场人应该如何顺利度过年底这段“心慌慌”的日子？面对年终考核、休剩余假期、赶订单、制订明年计划，应该如何安排？

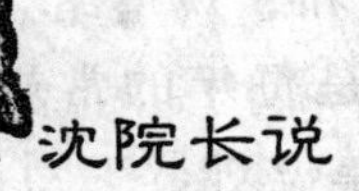

沈院长说

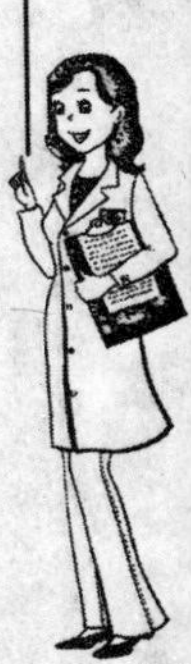

年年岁岁花相似，岁岁年年人不同。转眼间，又到年终岁尾，职场人都在忙于写总结、定计划……期待过完这一关就能领到企盼已久的红包，而很多职场人在忙碌为新年收尾的同时，也会出现“职场疲劳”的情绪。

据相关职业调查显示，从行业来看，白领、教师、医生及媒体广告从业者的“职场疲劳”率比较高；从个性角度讲，具有敢于冒险和迎接挑战、独立性强，并且不容许自己或他人失败等人格特征的人也容易陷入职业疲劳。它具有阶段性、周期性的特点，最容易发生在年底的时候。而最明显的症状就是工作拖拖拉拉，不想完成。这些职场疲劳人士在工作重压之下有一种身心疲惫、能量被掏空的感觉，更有甚者还会感觉工作枯燥，再也激不起一丝涟漪。

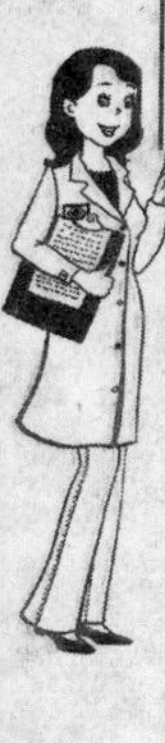

首先，职场人要以平常心对待辞旧迎新。打点一年的包裹，准备来年的行囊是再正常不过的事情了，职场朋友大可不必过于紧张。不要在写年终总结的时候，发现自己一年的工作成就不大，就产生失落感和悲观情绪，保持良好的心态最重要。考核也是每年的常规，不立规矩不成方圆，任何团体、单位对员工乃至领导总是要进行年终考核的。只要平时工作认真负责，富有团队精神，功过任人评说。另外，即使出了问题犯了错误，只要能吸取教训，改正不妥当之处，而今迈步从头越，来年也是一段新里程的开始。

其次，提醒职场人士认真对待总结和计划，即便是年年写，但仍要争取每年都有不同的特点，有创新的想法，这不仅是对工作负责，也是对自己负责。走过的路，说过的话，哪些对哪些错，回顾一下是极有益处的，更何况还是向领导和同事展示自己实力，实现自我价值的好机会。一个人要想成功有三要素，一是有天赋，唱歌要有好嗓子，打篮球要有高个子；二是要努力，一分耕耘才能有一分收获；三是要抓住机遇，机不可失，失不再来。而年终考核就是职场人士应该抓住的机会，来年计划切不可潦潦草草，敷衍塞责，你制定的计划是否合理，有无水平，不仅关系到明年工作的开展，也是在领导和同事面前争取打高分的机会。因为从总结和计划可以读出你是职场中的能手还是混日子的员工。

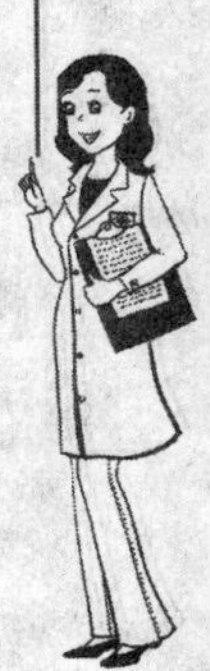

年底的这种职业疲劳，一方面是来自于自我内部压力的疲劳，另一方面如果长期从事自己能力过剩的工作，也会使人心生厌倦。而到了年底是最容易产生职业疲劳感的时期。我们可以从以下几个方面对自己做一些调整。

(1)职业目标要合理：要根据自己的实际情况，比如工作的年限、工作的能力、自己的兴趣爱好，找到对工作和生活的平衡。

(2)多方支持很重要：多与人交流沟通，多和精力充沛、充满活力的人相处，有一个固定的“亲友圈”，可以帮助自己跳出困境，以饱满的姿态投入自己的工作中去。

(3)提升综合能力：针对自己的岗位要求及任职资格，有效加强自己的综合能力，增强自己的职业含金量，是突破瓶颈的最终方式和手段。

(4)认识“职业发展规划不会一次完成”：我们的无力感通常来自于我们总是希望一步解决自己的所有问题，而事实上，职业规划并非一次就能完成。我们要改变对规划的看法，把它看做经营自己未来的一项长期的战略工作。

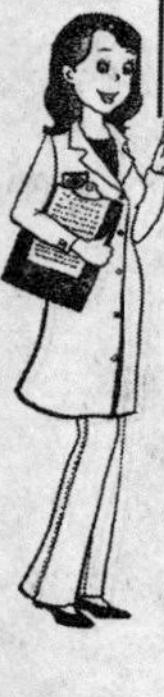

职业疲劳主要是身体上的疲累，当你对工作产生疲劳感时，应该静下来思考自己擅长什么，期望得到什么，工作没做好是自己努力不够还是方向偏差。在生活中多培养其他兴趣，有业余爱好作为“第二职业”，更能激发个人的潜力，重树自信，将延缓自己的职业寿命。如果有条件的话，应该申请休息几天，多跟朋友和家人共度快乐时光，或者多做运动，锻炼身体，对放松身心、调整心态更有益处。当然，作为企业，也要采取不同的激励手段，刺激不同员工的工作积极性。

综上所述，如果都能注意并认真去做，相信你在听到辞旧迎新的爆竹声时，不仅不会感觉到心慌慌，反而会胸有成竹、春风满面。

另外，余下的年假要视工作的计划和上级的安排而定。不能因小失大，让区区几天休息影响到职业生涯，当然也要相信上级会体谅员工，为了让大家劳逸结合，会适时安排假期。

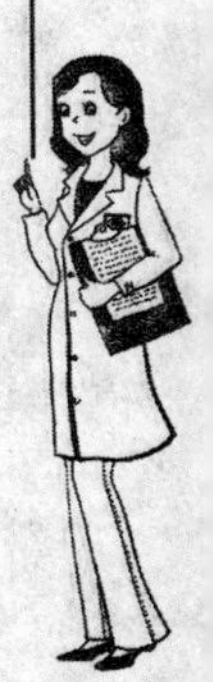

36. 调整好小长假的节奏

每到辞旧迎新的元旦佳节或者清明、五一等节日时，职场人士就可以轻松享受一个几天的小长假，亲朋好友欢聚一堂、交杯换盏、海阔天空、其乐融融。但是当小长假转瞬即逝的时候，很多人往往会有这样的感觉——不想上班、焦虑不安，总幻想着再多放几天假就好了。不仅胃口不好，什么也不想吃，而且精神委靡，刚上班就感觉身心疲惫。如果小长假过于放松，不注意休息和饮食均衡，会给身体带来不利影响。

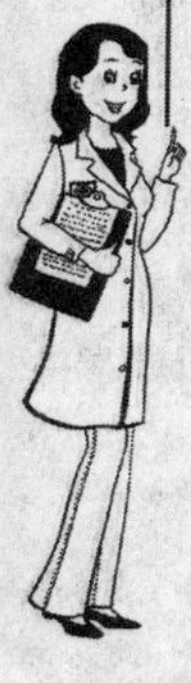

沈院长说

很多职场中的朋友，平时工作紧张，一日三餐仅是草草了事，一到假日就夜以继日地历经“四多一少”（吃的多，喝的多，抽的多，睡的多，动的少），放开胃口，大吃大喝，饮食无度，起居无常。这样不规律的饮食，轻者会造成腹泻腹胀，消化不良，重者可能造成胃穿孔或急性胰腺炎。

很多人都有这样的体验，平时上班感觉还好，可一到周末或节假日却觉得更累，会头痛眼涩、腰酸背痛、无精打采、反应迟钝。这种现象平时也有，但在周末或休假时往往会变得更加明显或严重。

所以，佳节时刻更要管住嘴，注意合理的膳食，做到三餐规律，有荤有素，有粗有细，不咸不腻，不暴饮暴食。

很多人都觉得奇怪，为什么没有干体力活，却腰酸背痛、浑身乏力？为什么在休息或放松的时候，反而感觉比平时工作时更累呢？

我们长期坐在办公室里，缺乏有氧运动，体内的氧气供应不足，肌肉细胞不能把糖充分燃烧，未被燃烧的糖发生无氧酵解，产生乳酸，致使肌肉酸痛。再加上现代办公室通常是密封的，室内氧气稀少；现代饮食含有大量的糖和精制淀粉和脂肪，进入体内都可以转化为血糖，使肌肉里的乳酸成倍增加。当大量的糖进入大脑形成乳酸堆积时就会感到头痛眼涩，烦躁不安，反应迟钝。

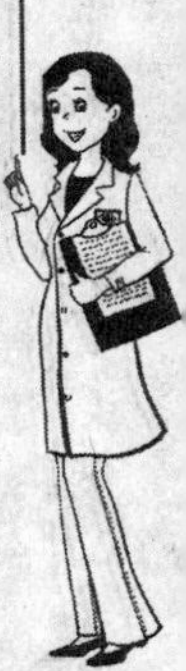

人之所以在休息时感觉更累，是因为休息时运动量可能更少，而摄入的糖和精制淀粉、脂肪可能更多，从而可能在体内形成比平常工作时更多的乳酸堆积。

在假期即将结束的时候，为了调节身体状态，可以进行一项自己喜欢的运动，如轻快的步行、慢跑、跳舞、伸展等，做一些使自己心跳加快、出汗的运动，让自己的身心“动”起来，胃口自然会调整到正常状态上来。同时，适当吃一些蔬菜水果或山楂片等，让塞满鱼肉的肠胃也歇歇。

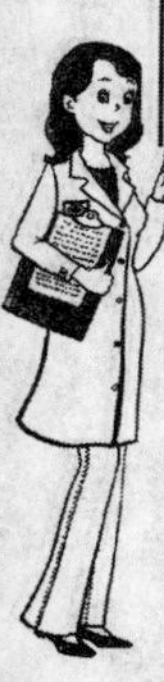

还有一些职场中的朋友，好不容易盼到假期，可以放松一下，于是，通宵达旦的卡拉OK、蹦迪、上网、打麻将，有的女孩子会窝在沙发里一动不动看连续剧不睡觉。娱乐也要适可而止，睡眠是人身体最好的恢复剂，睡眠不足会打乱人体正常生物钟，会造成自主神经系统紊乱，从而导致睡眠紊乱，伴随着头痛、胸闷等现象的出现。

建议这些职场中的朋友，在假期中，每晚要尽早休息，不要熬夜。起居有序，保证有足够的睡眠时间，睡前可用热水泡脚解乏。饮食上营养要均衡，多喝茶，多吃水果，多吃点清淡的东西。通过闭目养神、聆听舒缓音乐、读书阅报等方式调整自己的身心，恢复神经系统的功能，以助自己尽快进入正常工作状态。

有些职场人在小长假中几乎玩“昏”了，小长假结束，无忧无虑的日子和上班后紧张工作形成了鲜明的反差，对上班存在畏惧心理，甚至还出现了焦虑、郁闷、烦躁等情绪。更有一些人节日期间对个别娱乐项目过分迷恋，以致出现疲劳、头痛、注意力不集中等“上班恐惧症”症状。

所以，建议职场人在假期即将结束的时候，应尽快停止各种应酬，抓紧时间自我调节，静心思考上班后应该做的事，使自己的心理调整到工作状态上。一旦出现紧张、忧虑、厌倦工作的不良心态，可以在白天工作时喝点茶和咖啡来提神，也可以每过几个小时进行一次慢而深的呼吸，想象好似随着吐故纳新，紧张离开了身体。

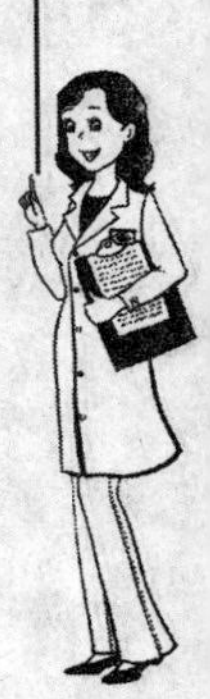

37. 职场中的“购物狂”

职场中的女性，面对每日一成不变的生活节奏以及来自各方的压力，常常会感觉到透不过气，于是，很多人就把购物当成了一种最好的减压方式。

在一些购物类的论坛上，年轻的白领女性们常在上班之余交流各商场的打折信息，也有一些白领会把自己买的衣服、包包、小的家具用品等放在网上来“晒”，并且会附加留言“老板这会不在，我赶紧上网发帖，给大家看看我最近的购物收获”，下面跟帖无数，吸引的多是在写字间中忙里偷闲的白领女性们。而一位从事文字工作的杜小姐最近也和同事吐露自己的困惑：“写不出稿子的时候，我就上淘宝网购物，实际上买回东西很多都不需要，但又总是克制不住购物的冲动”，通过购物来减压，常常会陷入一种不买难受买了又后悔的矛盾冲突中，那么，对于这些通过购物来减压的白领们，有什么更好的方式呢？

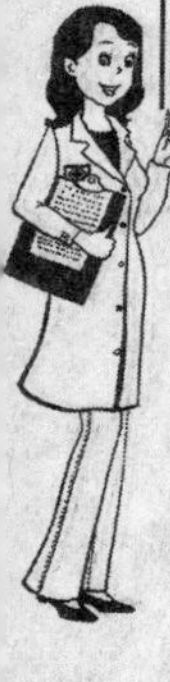

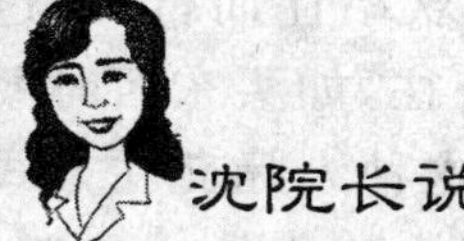

沈院长说

电影《天生购物狂》中，导演便以喜剧化手法刻画了一群都市亚健康患者：超级购物狂、选择恐惧症、低贱俗购物狂、吝啬鬼、既爱花钱又小气的人格分裂者、既嗜赌又爱讲粗话者、嗜睡症患者等。从心理学的角度讲，女性购物是为了享受过程，而男性购物则是为了享受结果。很多男性陪女士购物最痛苦的并非逛街，而是逛了不买。按照一般男性购物的习惯，买东西都是直奔主题，看中合适的，直接掏钱买东西。而女士逛街则恰恰相反，经常是东看看西瞧瞧，问了价却不掏钱。

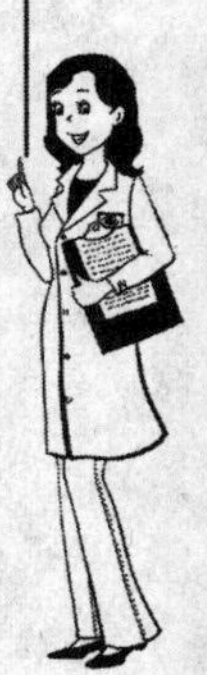

这种购买模式，对于女性的心理健康是很有好处的。这种逛而不买的心理，在心理学上叫"知晓心理"，也就是说，女性获得满足感并非要通过购物这个结果来实现，了解商品的价格、品质也同样能给女性带来满足感。商场里的商品，如珠宝、服饰，通过灯光的烘托，合理的搭配，都显得很美。这对天性爱美的女性来说，是一种美好的心理体验和满足感。

而女性逛街一般都喜欢结伴而行，通过购物模式，和好友进行人际交往，如买东西时朋友之间互相提供参考意见。这种人际交往方式更轻松，相互之间更容易获得人际交往的满足感。

但凡事过犹不及，通过逛街舒缓压力是一种可取的方式，如果演变成“购物狂”的程度，则是一种病态心理，对于这些白领女性，推荐她们尝试一些其他的减压方法或许也会有帮助。

(1)每天集中精力几分钟：比如现在的工作就是把这份报告打好，其他的事情一概抛在脑后不去想。在工作的间隙，你也可以花上 20 分钟的时间放松一下，仅仅是散步而不考虑你的工作，仅仅专注于你周围的一切，如你看见什么，听见什么，感觉到什么，闻到什么气味等。

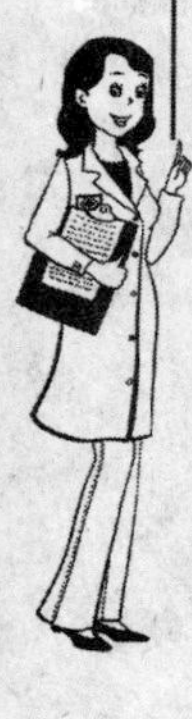

(2)一次只担心一件事情：女人的焦虑往往超过男人。哈佛大学的研究人员对 166 名已婚夫妇进行了 6 周的研究，发现了因为女人们更爱方方面面地考虑问题，所以女人们比男人更经常感到压力。她会考虑自己的工作、体重，还有每个家庭成员的健康等。

(3)说出或写出来你的担忧：记日记或与朋友一起谈一谈，至少你不会感觉孤独或无助。

美国的医学专家曾经对一些患有风湿性关节炎或气喘的人进行分组，一组人用敷衍塞责的方式记录他们每天做了的事情。另外的一组被要求每天认真地写日记，包括他们的恐惧和疼痛。结果研究人员发现，后一组的人很少因为自己的病而感到担忧和焦虑。

(4)不管你有多忙碌，一定要锻炼：研究人员发现在经过30分钟的踏脚踏车的锻炼后，被测试者的压力水平下降了25%。上健身房，快走30分钟，或者在起床时进行一些伸展练习都行。

(5)放慢说话的速度：也许你每天的桌上摆满了要看的文件，你的右手在接听电话，左手还要翻看资料。你要应付形形色色的人，说各种各样的话。那么你一定要记住，尽量保持乐观的态度，放慢你的速度。

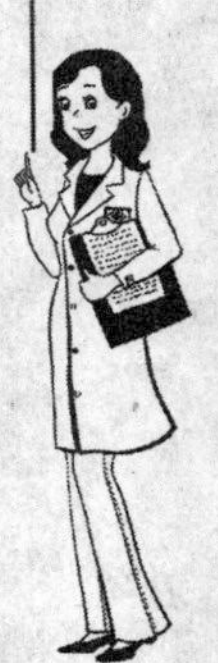

(6)至少记住今天发生的一件好事情：不管你今天多辛苦，多不高兴，回到家里，都应该把今天的一件好事情同家人分享。

38. 保护"电脑一族"的双眼

经常面对电脑的刘小姐最近常感到眼睛干涩、畏光、不知不觉的流泪，她的同事晓梅因为每天都佩戴隐形眼镜，也出现了和刘小姐类似的症状。其实，职场中的女性眼睛容易疲劳，尤其是因为美观而整日佩戴隐形眼镜的女性们，眼睛更容易出现问题。我们应该如何注意和保护自己眼睛，让她们重新清晰、明亮的看这个世界？

沈院长说

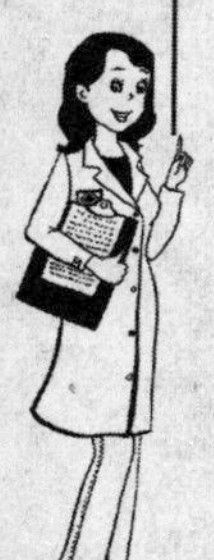

一项调查显示，常用电脑的人群中，感到眼睛疲劳的占83%，肩酸腰痛的占63.9%，头痛和食欲缺乏的则占56.1%和54.4%，其他不良反应还包括自主神经失调、抑郁症、动脉硬化性精神病等。所以，电脑一族应掌握合理膳食，及时补充营养，刷新自己的饮食菜单。

(1)维生素A和β-胡萝卜素有助于补肝明

目，缓解眼睛疲劳。维生素A主要存在于各种动物的肝脏、鱼肝油、蛋黄中，植物性食物只能提供维生素A原。β-胡萝卜素主要存在于胡萝卜、西红柿、菠菜等蔬果中。

(2)维生素C对眼睛也十分有益。人眼中维生素C的含量比血液中高出数倍。随着年龄增长，维生素C含量明显下降，晶状体营养不良，久而久之会引起晶状体变性。所以要多吃维生素C含量丰富的蔬菜、水果。

(3)胡萝卜富含蔗糖、葡萄糖、淀粉等，其中以维生素A原的含量最多，其作用和鱼肝油相似。此外，胡萝卜还含有丰富的胡萝卜素，可维护眼睛和皮肤的健康。

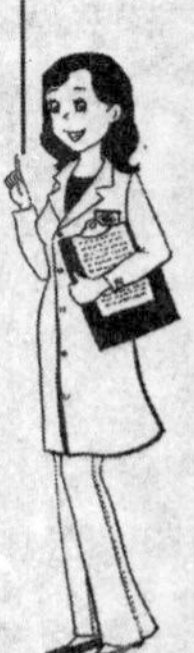

(4)菠菜含有蛋白质、脂肪、糖类、粗纤维、钙、磷、铁、胡萝卜素、维生素B_2等，它不仅是营养价值高的蔬菜，也是护眼佳品。

(5)黑豆核桃奶、黑豆500克，炒熟后待凉磨成粉；核桃仁500克，炒微焦去衣，待凉后捣如泥。每天取两种食物各1匙，冲入煮沸过的牛奶1杯，加入蜂蜜1匙。早晨或早餐后服或配早餐食用。黑豆含有丰富的蛋白质与维生素B_1等，营养价值高；又因黑色食物入肾，配合核桃仁，可增加补肾作用；再加上含有较多维生素 B_1、钙、磷等的牛奶和蜂蜜，能增强眼内肌力，加强调节功能，改善眼疲劳症状。

(6)枸杞、桑葚、山药各 10 克，大枣 10 枚。上述 4 种药物水煎 2 次，分 2 次服用。枸杞、桑葚能补肝肾；山药、大枣健脾胃。视力疲劳者如能长时间服用，既能消除眼疲劳症状，又能增强体质。

(7)其他明目食品包括：西红柿、韭菜、枸杞、青椒、杏、红薯等。

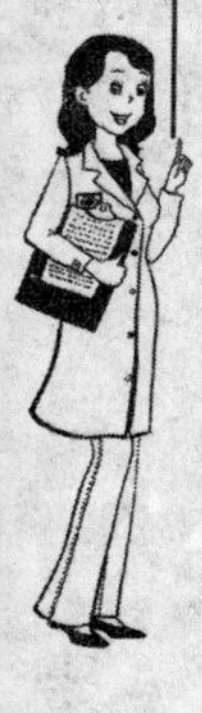

39. 脱发关系职业形象

站在镜子前，露露很郁闷，因为她看见自己刚梳过头发的木梳上挂着很多头发。露露近日发现自己掉发越来越严重，以前在大学校园时，露露一头乌黑亮丽的长发常常惹得同寝室姐妹们羡慕。而现在工作了一年的她，也开始为脱发问题烦恼了，不仅头发掉得多，而且也开始变得晦暗没有光泽。露露每天关注着广告中那些治脱发的广告，有什么好办法能拯救她日益脆弱的青丝呢？

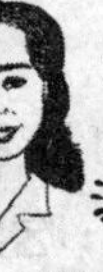

沈院长说

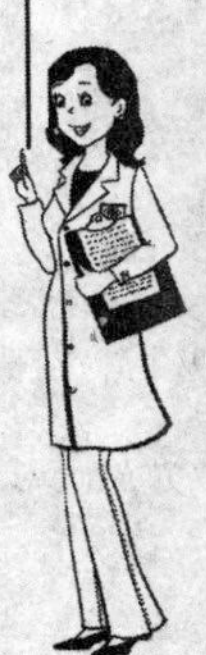

根据常态，一个人一天掉 50～125 根头发是正常的。如果超过 125 根，就得求医治疗。早上起来，看看自己的枕头、床单；梳洗时，看看浴室地板的掉发情况，大概就心里有数了。当然，如果头发是一撮撮地脱落，无疑便要面对脱发问题。

女性的以下几种行为容易导致脱发：

(1)过度减肥节食：头发的主要成分是一种称为鱼朊的蛋白质，其中锌、铁、铜等微量元素不少，而吃素减肥的人只吃蔬菜、水果与面粉等，蛋白质及微量元素摄入不足，致使头发因严重营养不良而脱落。

(2)过度使用空调：从空调中吹出来的湿风和冷风都可能成为脱发的原因，甚至会催生白发。

(3)频繁使用电脑：从事电脑工作的人脱发者较多，原因是这类人用脑的时间较长，使大脑的兴奋性持续增高，与头发生长相关的内分泌功能发生紊乱，从而使头发的营养供应出现障碍，导致头发脆性增加而易脱落。

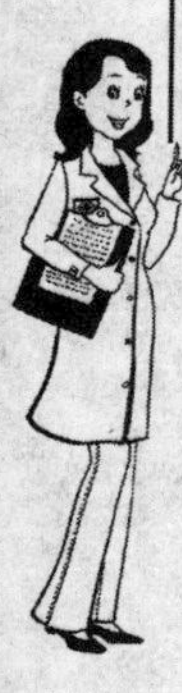

(4)吃得太腻太辣：摄取过量的油脂性食物，使得皮脂腺分泌过于旺盛而阻塞；吃太辣的东西会造成发质干；吃得太甜，会使细菌繁殖加快，这都会直接或间接地伤害头发，时间一长，头发就会不断脱落。

(5)服用避孕药：避孕药里含有雌激素和黄体酮，服用后会导致一种假性妊娠，使头发短期内量多而亮丽。一旦停服，体内雌激素水平会突然下降，便产生如同正常产妇产后脱发的现象。但是，也有女性在服用避孕药时就出现大量脱发现象，这主要是没有同时服用适量的维生素，造成体内维生素 C、叶酸及维生素 B_{12} 缺乏所致。

针对以上的情况，给出以下建议：

（1）补充铁质：经常脱发的人体内常缺铁。铁质丰富的食物有黄豆、黑豆、蛋类、带鱼、虾、熟花生、菠菜、鲤鱼、香蕉、胡萝卜、马铃薯等。

（2）补充植物蛋白：头发干枯，发梢裂开，可以多吃大豆、黑芝麻、玉米等食品。

（3）多吃含碱性物质的新鲜蔬菜和水果：脱发及头发变黄的因素之一是由于血液中有酸性毒素，原因是体力和精神过度疲劳，长期过食纯糖类和脂肪类食物，使体内代谢过程中产生酸毒素。肝类、肉类、糕点等食品中的酸性物质容易引起血中酸毒素过多，所以要少吃。

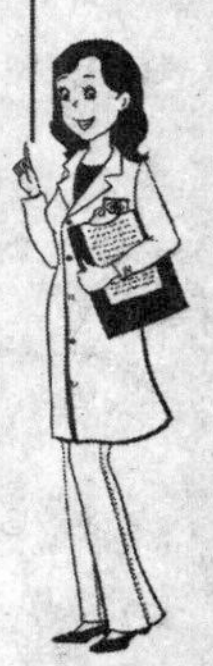

（4）补充碘质：头发的光泽与甲状腺的作用有关，补碘能增强甲状腺的分泌功能，有利于头发健美。可多吃海带、紫菜、牡蛎等食品。

（5）补充维生素 E：维生素 E 可抵抗毛发衰老，促进细胞分裂，使毛发生长。可多吃鲜莴苣、卷心菜、黑芝麻等。

另外，每个健康成年人每日粮食的摄入量以 400 克左右为宜，最少不能低于 300 克。即使在减肥期间也不能不吃主食。此外，适当摄入一些能够益肾、养血、生发的食物，如芝麻、核桃仁、桂圆肉、大枣等，对防治脱发将会大有裨益。

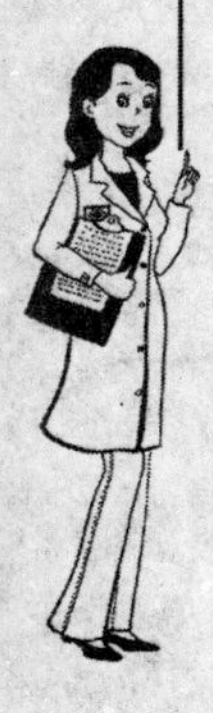

40. 睡觉有时也是个难题

有的职场人常常抱怨早晨起得早，觉不够睡，感叹最大的希望就是某天能够“睡觉睡到自然醒”。但是，有的职场人却在为睡不着觉而烦恼。张小姐最近正在和“失眠”作斗争。做市场工作的张小姐经常很晚到家，有时躺到床上脑中浮现的还是与客户之间的谈话内容，想着想着就发现很难入睡，有时甚至睁着眼睛无奈地看着天亮。

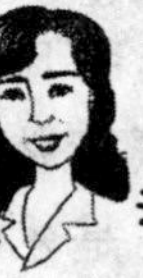

沈院长说

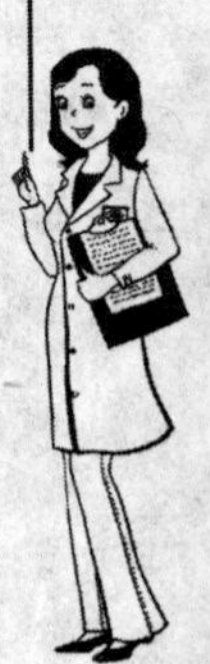

怎么办？我又失眠了。多少职场人因为失眠问题而苦恼。

社会和工作的压力让白领们经常处于紧张的状态，有些人甚至还出现了心理障碍。经常加班导致的生物钟改变，机体的内分泌功能紊乱，以及对睡眠产生的紧张心理，让不少人到了想睡觉的时候也难以入眠。

此外，长期缺乏运动也会导致健康问题。以车代步、久坐少动的白领们往往没有时间进行适当的身体锻炼。同时，过多的夜生活及应酬所带来的神经和胃部的负担，也易使人无法安然入睡。长期睡眠质量不佳会导致免疫力下降，精神不振，加速衰老，记忆力也会严重衰退。

面对失眠的问题，介绍三招应对失眠困扰：

(1)养成良好的作息习惯：尽量争取晚上10点就洗漱上床，如果实在每天要到凌晨2～3点才能入眠，早上也千万不要赖在床上。每天早睡早起，只有这样坚持不懈，优质的睡眠才有可能回到我们身边。

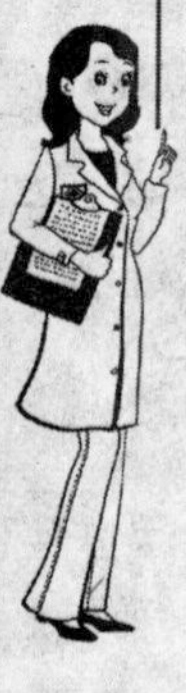

(2)营造良好的睡眠氛围：慎选睡床和枕头。专家指出，白领通常偏爱的弹簧床垫其实并不利于睡眠，要论对身体有益，还是木板床好，如果非要睡弹簧床不可，也不要选择太软的。此外，还要注意枕头的高度，科学的枕头高度应为6～9厘米。另外，卧室里也不要摆放嘀嗒作响的闹钟，适合卧室放的是电子钟。

(3)借助调理型的食疗法：纯天然的食物是治疗亚健康失眠的法宝。百合、莲子、大枣、藕粉、桑葚等天然食物都具有宁心安神的效果，平时可以多吃一些这类食物。

另外，以下十种食物能缓解紧绷的肌肉，平稳紧张的情绪，让人获得平静，可诱导睡眠激素——血清素和褪黑素的产生。

①香蕉。除了能稳定血清素和褪黑素外，它还含有让肌肉松弛效果的镁元素。

②菊花茶。具有适度的镇静效果，对无法放松的神经或身体来说，它是完美的天然对抗剂。

③温牛奶。含有色胺酸（具有镇静作用的一种氨基酸）和钙，钙有利于大脑充分利用色胺酸。

④蜂蜜。往你的温牛奶中或香草茶中放入少量蜂蜜，一些葡萄糖能促使大脑停止产生进食素，进食素是最近发现的一种与保持清醒有关的神经传递素。

⑤土豆。它能清除掉对可诱发睡眠的色胺酸起干扰作用的酸。为了达到这种效果，只要将烤马铃薯捣碎后掺入温牛奶中食用即可。

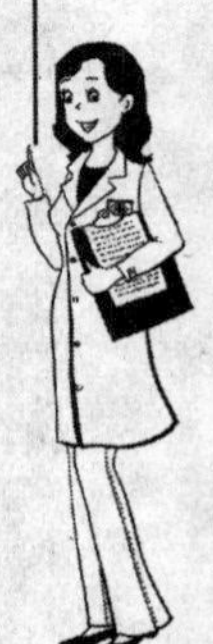

⑥燕麦片。能诱使产生褪黑素，一小碗就能起到促进睡眠的效果，如果大量咀嚼燕麦片，效果会更佳。

⑦杏仁。它既含有色胺酸，又含有适量的肌肉松弛剂——镁。

⑧亚麻子。只要向你就寝前喝的燕麦粥中撒入2大汤匙这种有益健康的亚麻子就能起到预想中的效果。它们富含欧米加-3脂肪酸。

⑨全麦面包。在饮茶和喝蜂蜜水时吃上一块全麦面包将有助于促进胰岛素的分泌，胰岛素在大脑中转变成血清素，有助于色胺酸对大脑产生影响，促进睡眠。

⑩火鸡。它是最著名的色胺酸来源，在下午吃的全麦面包上放上一片或两片火鸡肉，将会获得由食物诱发的最好的一次睡眠。

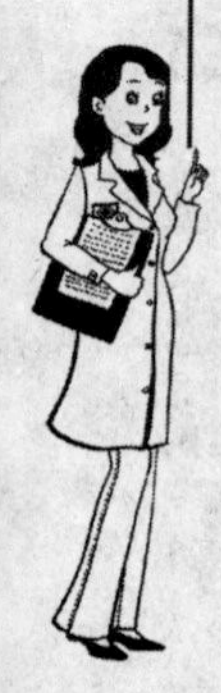

41. 胃痛的烦恼

胃痛是职场女性常常喊出嘴边的话，大多数职场人都有过胃痛的经历，因为不是什么大毛病，也很少有人因此特意去医院看病。

大家都清楚，胃痛主要就是由于自己一日三餐不规律造成的。常常被胃痛侵扰的温小姐笑言，“我有的时候忙得水都喝不上一口，晚餐由于加班也常不能正点吃，就当是减肥了。”另外，很多职场人在下班后经常与同事朋友们变换着饭店聚餐，胃病就常常找上门来。

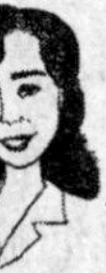

沈院长说

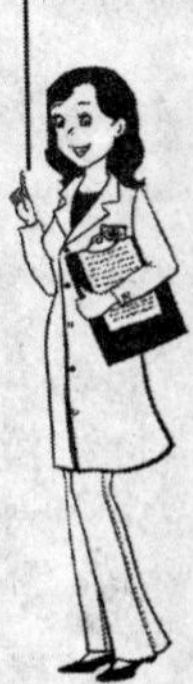

目前女性胃病的发病率非常高，除了长时间精神紧张引起外，食物缺少科学性亦是重要原因。商务餐肉多，营养不均衡，例如一些西式套餐，经常是一块烤牛排、一块面包，外加非常少的、生的蔬菜，蔬菜的类别与数量远远不够，并且午饭时间短，吃饭速度快，根本没时间细嚼

慢咽，非常伤胃。

此外，她们很少在家中为自己做一餐可口的饭菜，经常靠酸奶、新鲜水果对付晚饭。

早上时间紧，没时间坐下来从容地吃早饭，随便啃片面包应付，午饭一杯浓浓的咖啡，一份套餐省时省力。没完没了地熬夜，胃痛；各类应酬接踵而来，推杯换盏之间，胃痛；为了减肥，只吃新鲜水果与海鲜，每日晚间只吃一个苹果，坚持没一个月，胃痛。从发病率来看，胃溃疡、功能性胃病包括过去只有老年人才会患上的慢性萎缩性胃炎成为了中青年人最高发的胃病。

因此，建议买一个电炖锅，早上起来将汤煲上，设定好时间，晚间回来就有现成的汤喝，再配点水果、蔬菜、主食，晚饭就吃得轻松营养了。多喝汤可以让面色红润，又不会发胖。荤汤、素汤变着花样喝。荤汤应将浮在面上的油撇掉。

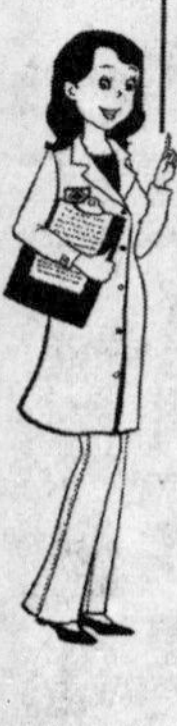

此外，在办公室中可以放一些“健康零食”，如营养强化的谷物脆片、杏仁、葡萄干、香蕉、菠萝片、紫菜、地瓜干，还可放一些“健康饮料”，例如红枣粉、纯橙汁、黑芝麻糊。

还有一种情况我们每个人都有体会，心里有事吃不下饭，加班累了吃不下饭，受到什么打击后吃不下饭等。同时，某些突发事件、人际关系紧张、工作压力等导致的疲劳、焦虑和心情抑郁，可致使溃疡病发生率明显升高。胃与精神压力的关系比想象中更加密切。胃的正常工作状态，要有神经、内分泌系统参与调节才能够顺利完成。

长期精神压力过大，大脑皮质功能失调、自主神经和内分泌系统紊乱时，就会出现胃酸分泌失常、食欲缺乏等不正常现象。

主观上你的意志力足够坚强，面对强大的工作压力，天天为自个儿打气加油，但是你的胃可没有那么坚强，它不受你的意志所支配，敏感脆弱的它早就已经悄悄地举起了白旗。人的情绪不好、压力大，会导致肝气郁结、紊乱，肝气失调则会影响脾胃功能，即肝脾不和。在功能性消化不良的情况下，还有人会失眠、情绪烦躁、爱发脾气。如果精神压力得不到缓解，这些情况还会反复出现。

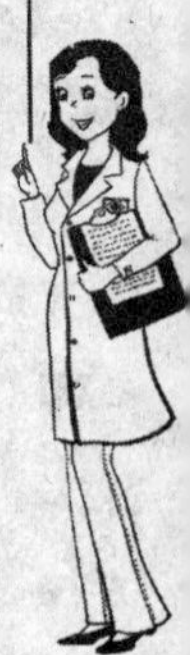

白领要想赶走胃病，首先要调整生物钟。应尽可能地维持正常的生物钟，早睡早起，三餐定时。可以在办公室准备一些零食，如饼干等，在该吃饭而不能吃饭的时候吃上一点，不要让胃处于空置的状态，等到下班后，再稍微吃一点。

如果不得已熬夜加班，可适当吃些清淡的夜宵，如牛奶麦片、皮蛋瘦肉粥，不宜吃过饱，更不宜吃煎炸、油腻食物。另外，还有一点重要的就是要戒烟、戒酒。

如果感觉到压力大并出现上述生理问题，就该考虑是否因精神压力导致的消化道疾病了。出现这种情况，首先要调整自己的心态，保持情绪平和，可以多和别人聊天，缓解心理压力。

胃肠道对寒冷的刺激非常敏感，在寒冷的冬季，还要注意保暖，夜晚睡觉盖好被子，以防腹部着凉。

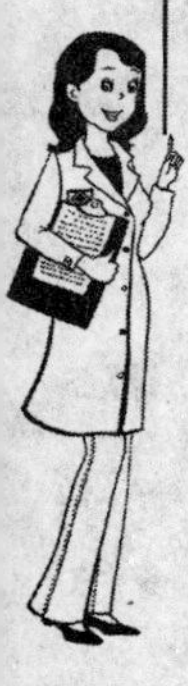

42. 白领的零食伴侣

晓梅在一家设计公司上班，喜欢零食的她平时经常把牛肉干、话梅肉等食品带到办公室和大家分享，尤其是下午 3 点左右时，办公室的男男女女都有些疲惫，于是凑在一起休息片刻，吃一些包装有趣的零食，既缓解了工作的乏味，也再次激活了大脑。现在很多白领都钟爱在办公室储存零食，午间休息时，也多结伴去周围的便利店选零食，很多商家也专门针对白领女性设计了很多健脑、减肥的零食商品，各种各样的零食让办公室多了几分趣味，同事之间多了一些温暖。

那么，什么样的零食在白天工作间隙时食用更加健康？

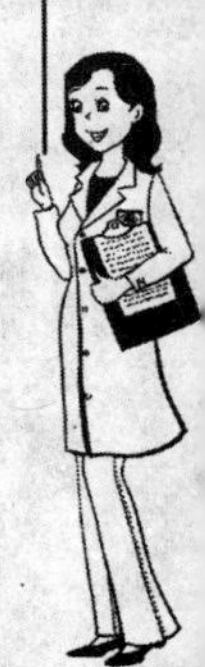

沈院长说

水果含有丰富的维生素、无机盐和膳食纤维，但含蛋白质、脂肪很少。经常吃不同种类的水果可增进食欲，帮助消化，治疗便秘，对人体健康非常有益。如果三顿正餐已吃了足量主食，休息时不妨吃个水果，水果含有丰富的维生素 C，可以增强人体免疫力。

酸奶不但营养丰富，还易于消化吸收，尤其适合乳糖不耐受者。每天喝一杯牛奶或酸奶，可以获得丰富的蛋白质和钙。

不少女白领喜欢吃杏仁、开心果、花生、瓜子，它们含有丰富的蛋白质、糖类和无机盐，但脂肪含量较高，不宜过多食用。

汉堡包、比萨饼、方便面等快餐食品，含脂肪和热能较高，维生素和无机盐很少，营养价值不高，肚子饿时可用以充饥，但不宜多吃，不然会长胖，还容易得心脑血管病，危害健康。

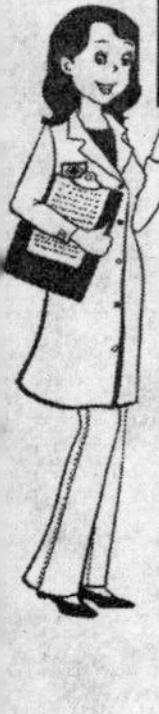

另外，以下几种零食也适合在办公间隙时食用：

(1)花生能防皮肤病：花生中富含的维生素 B_2，正是我国居民平日膳食中较为缺乏的维生素之一。因此，有意多吃些花生，不仅能补充日常膳食中维生素 B_2 之不足，而且有助于防治唇裂、眼睛发红发痒、脂溢性皮炎等多种疾病。

(2)大枣预防坏血病：枣中维生素 C 含量十

分丰富，被营养学家称作“活维生素C丸”。膳食中若缺乏维生素C，人就会感到疲劳倦怠，甚至产生坏血病。

(3)奶酪固齿：奶酪是钙的“富矿”，可使牙齿坚固。营养学家通过研究表明，一个成年人每天吃150克奶酪，有助于达到人老牙不老的目标。

上班族在选择零食时要注意营养和科学搭配。特别需要强调的是上班族一定要吃好三顿正餐，摄取平衡膳食，零食只是辅助食品，不能当饭吃。

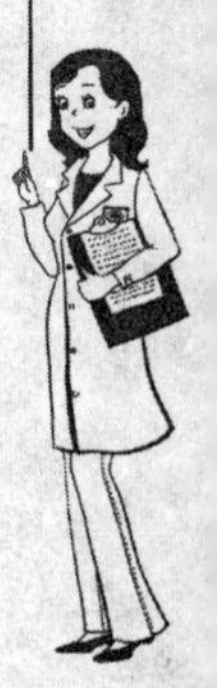

43. 每个月那几天的困扰

很多女性都有痛经的经历和体验。每个月的那几天常常伴随着肚子痛、浑身发冷、无力、精神不振等症状，干什么都提不起精神，情绪也反复无常。但是，那几天我们还是必须去工作。在 2009 年两会时，全国政协委员、中国美容时尚报社社长张晓梅曾提出提案，建议立法给月经期的女性正常休假的权利。

那么，处于生理周期的职业女性，应该做好哪些保健工作？既能减轻生理周期的不适，又能不影响正常的工作？

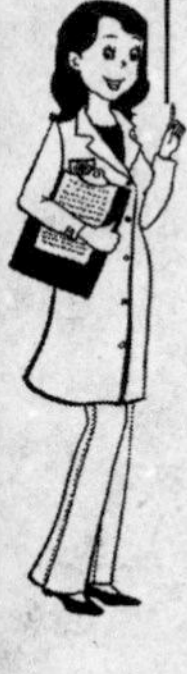

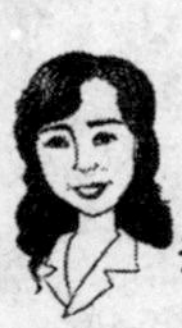

沈院长说

英国一家医学权威机构调查报告指出，全球女性中 80%有不同程度的痛经。牛津大学妇科专家肯尼迪博士在英国科学成就学会会议上说："三分之二妇女患上痛经，四分之三妇女痛经病发作时无法正常工作。"

很多职场女性因为生理期“痛经”的困扰，严重影响到工作进程和效率。那么，我们在平时的生活中，就应该注意预防，争取让每个月特殊的那几天都能够舒服地度过。

(1)保暖对于女性来说十分重要，不要因为追赶流行风尚少穿衣服，尤其是低腰裤等，天气冷时注意身体保暖，避免凉刺激，如不坐在凉地方，不用凉水洗浴，不吃凉食或喝冷饮等，经期切不可洗冷水浴。

(2)出现经期紧张症状时吃低盐饮食，适当减少乳品和甜食，增加纤维素摄取量，多吃瘦肉、全麦、荞麦、大麦及深绿叶蔬菜等有助于缓解情绪、消除水肿和乳房胀痛及减轻疲劳的食物。

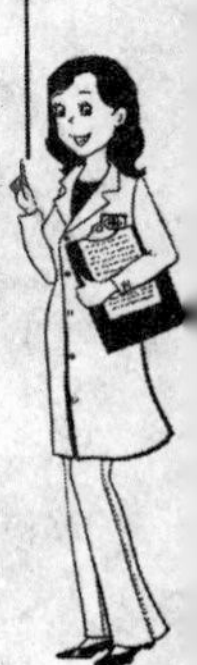

(3)如果在月经期小腹不适，可做局部热敷，或做环状按摩。不做体力过于劳累的工作、娱乐活动或剧烈运动，不熬夜，保证充足的睡眠。

(4)有饮茶习惯的女性，容易发生经期紧张症，因此经期不宜饮茶特别是浓茶，避免诱发或加重经期紧张症。

痛经患者平时饮食应多样化，不可偏食，应

经常食用些具有理气活血作用的蔬菜水果，如荠菜、洋兰根、香菜、胡萝卜、橘子、佛手、生姜等。身体虚弱、气血不足者，宜常吃补气、补血、补肝肾的食物，如鸡、鸭、鱼、鸡蛋、牛奶、动物肝肾、鱼类、豆类等。另外，每晚睡前喝一杯加一勺蜂蜜的热牛奶，即可缓解甚至消除痛经之苦。

为什么两种如此普通的食物有这么大的能耐呢？这得益于两种无机盐钾和镁。牛奶含钾多，而蜂蜜含有丰富的镁。研究表明，钾对神经冲动的传导、血液的凝固过程都起重要的作用，它能缓和情绪、抑制疼痛、防止感染及减少经期失血量；镁对大脑中枢神经具有镇静作用，能调节心理，消除紧张情绪，减轻压力。

另一个对付痛经的对策是服用维生素类药物。B族维生素，特别是维生素 B_6 对经前紧张症有显著疗效，它能稳定情绪，促进睡眠，使人精力充沛，并能减轻腹部疼痛。香蕉中含有较多的B族维生素，不妨多吃一些。当然，对于痛经不能缓解的女性，还应当及时到妇科就诊。

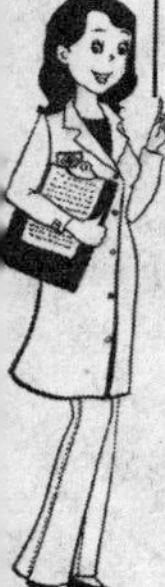

44. 颈椎病侵袭职场一族

某天，然然的好友莉娜在 MSN 上约她下班后一起去按摩。两人都是媒体从业人员，经常需要伏案写稿，所以都留下了肩膀酸痛的毛病。以前，颈椎病都是中老年人容易得的疾病，如今，颈椎病越来越多地找上了年轻人。莉娜最近的症状特别严重，颈背部肌肉酸痛，颈椎活动明显受限，上肢时而放射性疼痛、麻木。

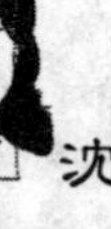

沈院长说

颈椎病又称颈椎综合征，是颈椎骨关节炎增生性颈椎炎、颈神经根综合征、颈椎间盘脱出症的总称，主要由于颈椎长期劳损、骨质增生，或椎间盘脱出，韧带增厚，致使颈椎脊髓、神经根或椎动脉受压出现一系列功能障碍的临床综合征。电脑族往往在电脑前一坐就是一天，颈椎长期处在紧张状态，而且缺少运动，是颈椎病的高发人群。其症状多见于：

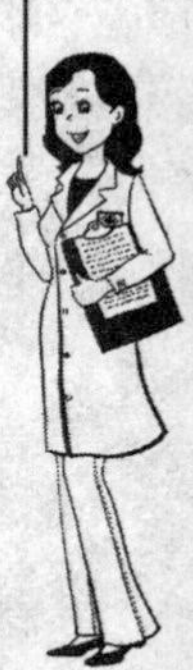

(1)后颈部疼痛,用手向上牵引头颈可减轻,而向下加压则加重者,大多为颈型颈椎病。

(2)颈部疼痛的同时,伴有上肢(包括手部)放射性疼痛或麻木者,大多为神经根型颈椎病。

(3)闭眼时,向左右旋转头颈,引发偏头痛或眩晕者,大多为椎动脉颈椎病。

(4)颈部疼痛的同时,伴有上肢或下肢肌力减弱及机体疼痛者,大多为脊髓型颈椎病或是合并颈椎椎管狭窄症。

(5)低头时,突然引发全身麻木或有"过电"样感觉者,大多为脊髓型颈椎病,尤其是合并有严重颈椎椎管狭窄症者。

针对以上症状,我们在办公室内可以采取下列对策:

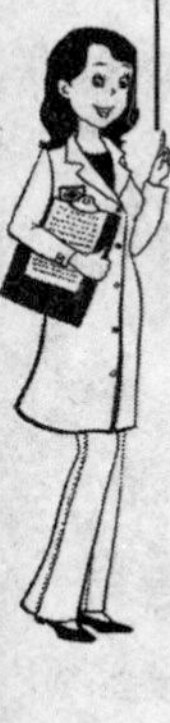

(1)常做伸颈运动:采取坐或站的姿势,坐时两手掌放在两大腿上,掌心向下;站时双脚分离与肩同宽,两手臂放在身体两侧,指尖垂直向下;两眼平视前方,全身自然放松。开始时缓慢抬头向上看天,尽力把头颈伸长到最大限度,并将胸腹一起向上伸;随后将伸长的脖颈慢慢向前向下运动,好似公鸡鸣叫时的姿势;接着再缓慢向后向上缩颈。每连续动作算 1 次,各人可结合自己的不同情况每天可做十数次。伸颈运动可使颈椎得到锻炼，加快血液循环，改善颈部肌肉韧带的弹性，使肌肉韧带变得强壮，并能使骨密度增加，预防骨质疏松，从而减少颈椎病的发生。

（2）经常耸肩：正确的耸肩方法是，头要正直，挺胸拔颈，两臂垂直于体侧，然后两肩同时尽量向上耸起。两肩耸起后，停 1 秒钟，再将两肩用力下沉。一耸一沉为 1 次，每天做 100～120 次。这种简单的耸肩活动，可起到按摩颈椎，促使颈肩部血流畅通而有舒筋活血作用。

（3）常拍肩膀：在学习和工作之余，自己用左手握拳拍右肩膀，右手握拳拍左肩膀，可连续拍打 20 下。拍肩时的震动和刺激，可使肩颈肌得到松缓，消除对神经根的压迫，解除生理、心理紧张程度。

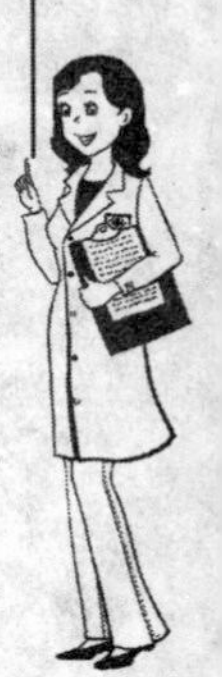

45. 别让心脏病盯上年轻白领

心脏病以往都是中老年人常患的毛病，但随着工作生活节奏的加快，我们的心脏承受了越来越大的负荷。一些年轻的职场人“过劳”导致心脏骤停的现象已经不再少见。很多白领女性也常常抱怨胸闷、心慌、心跳不规律，但因为只是偶然现象，没有什么大碍，所以并没有主动去看医生，也没有引起足够的重视。那么，心脏病是如何悄悄盯上年轻的白领的？我们如何保护好自己的心脏呢？

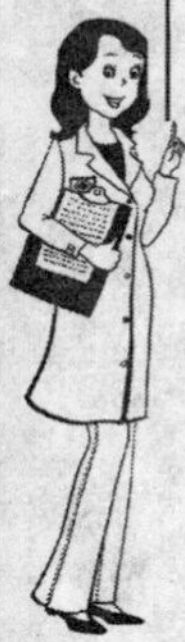

沈院长说

目前，年轻人患上心脏病的越来越多，最多的是冠心病。流行病研究发现，该病的增加多与职场人的不良生活方式有关。

职场人精神压力大，生活节奏快，常吃快餐或者经常参加聚餐等，长期吸烟、高脂高热能食物进食过多等不良生活习惯，都会促使血管提前老化，高血压、心脏病甚至动脉硬化也就呈现出年轻化趋势。

根据日本 1996～1998 年的一份调查报告显示，参与调查的 260 名（年龄介于 40～79 岁）患有心脏疾病或心肌梗死的工作人士中，超时工作和睡得少是致病因素。一般男性患上心肌梗死和心脏疾病的几率要比女性高一些，但是，随着事业型女性越来越多，超时工作，牺牲睡眠，加上吸烟、喝酒的女性也不断增加，这都可能使女性跟男性一样具有患心脏病、心肌梗死、脑中风等相同的几率。另外，瑞典一项研究还发现，在工作中，容易隐忍的员工，心脏病发作甚至导致死亡的几率要比及时发泄出的职场人高 4 倍。

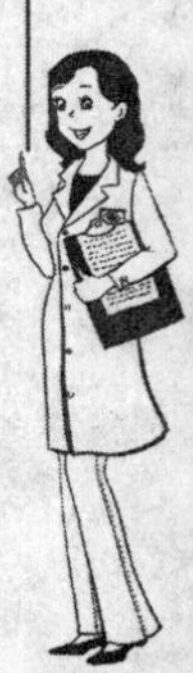

其实，对于出现早期心脏不适的职场人来说，只要按照医生的处方及时用药，坚持科学的生活方式，包括戒烟限酒、控制体重、规律起居等，不但能够预防疾病，还可以减轻疾病程度。科学的饮食是治疗疾病的基础，合理的锻炼是康复的重要手段，而平和的心态则是疾病治疗的重要保障，患有心脑血管病的职场人应注意在工作中避免焦虑、急躁的情绪。

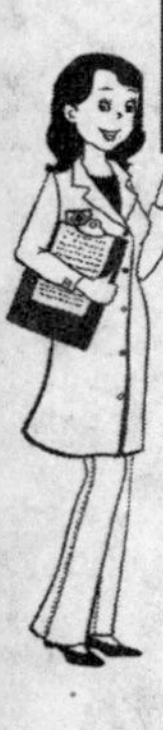

而餐桌上吃什么能有助于职场人预防心脏病的发生?

(1)杂粮、粗粮应适当多吃点:杂粮、粗粮营养齐全和B族维生素丰富,纤维素有益于心脏,杂粮、粗粮比精米、精面含量多,所以,应该经常吃一些。

(2)高脂肪、高胆固醇食品少吃点:脂肪和胆固醇摄入过多,可引起高血脂和动脉硬化,应少吃些,尤其是肥胖者、高血压者、血脂偏高者、糖尿病患者及老年人,更应少吃些。提倡每周至少吃2次鱼,可防止发生冠心病。

(3)新鲜蔬菜、大豆制品多吃点:由于维生素C、纤维素、优质蛋白、维生素E等对心血管均有很好的保护作用,所以每餐都应该吃些新鲜蔬菜,每天应吃一次大豆制品。

(4)盐要少吃一点:盐摄入量多可引起血压增高和加重心脏负担,因此应少吃些,除了菜做得淡一些以外,餐桌上不要摆放咸菜、酱菜和酱油,每日摄盐量限于6克以内。

(5)酒要少喝一点:少量饮酒特别是少饮些果酒,有益于心脏。相反,大量饮酒会伤害心脏,烈性酒最好一滴不饮。

(6)适当多食坚果果仁：如食用杏仁等富含镁的果仁，可防治心律失常，养护心肌，少发生冠心病及心源性猝死等。

另外，良好的生活习惯包括：

(1)不吸烟：烟草毒害心血管内皮细胞，损害内皮系统功能，可致心肌肥大、变厚，殃及正常的舒缩运动。

(2)多运动：每天最好坚持不少于 30 分钟的活动，可一次性完成或分 3 次进行，每次 10 分钟，可进行跳绳、舞蹈、骑车、步行等。

(3)放轻松：慢性忧郁或持续的紧张，可刺激交感神经兴奋，易致心跳加速、血管收缩、冠状动脉痉挛，冠脉血管阻力加大；血压上升，血流减少而加剧心肌缺血少氧，其心肌梗死率较乐观又豁达者高 70%左右。

(4)睡眠好：良好又充裕的睡眠，可使呼吸及心跳趋缓，心肌对血氧需求减少，是心脏自我保护措施。

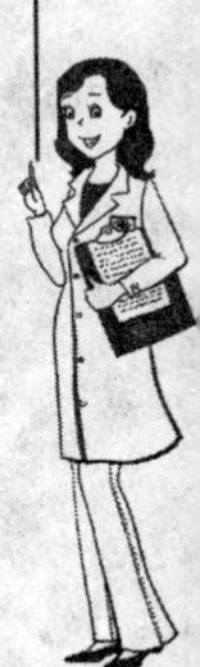